脾胃病

中医辨治思路与误治解析

李合国 尹国有 主编

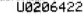

U0206422

中国健康传媒集团
中国医药科技出版社

内 容 提 要

　　本书以中医辨证论治为中心，选择治之有验，验有心得的慢性胃炎、胃食管反流病、神经性呕吐、消化性溃疡、上消化道出血、溃疡性结肠炎、功能性消化不良、肠易激综合征、慢性泄泻、习惯性便秘等常见脾胃疾病，依次从临床辨证、证治方药以及失治误治解析三个方面进行了详细介绍。本书有助于开阔读者视野，扩展辨治思路，提高分析和解决问题的能力，以期临证时少走弯路，避免误诊、误治。书中内容新颖，通俗易懂，且理论与实践相结合，有较高的临床应用价值，适合于中医、中西医结合工作者阅读参考。

图书在版编目（CIP）数据

　　脾胃病中医辨治思路与误治解析 / 李合国，尹国有主编 . — 北京：中国医药科技出版社，2022.11
　　ISBN 978-7-5214-3486-6

　　Ⅰ . ①脾⋯　Ⅱ . ①李⋯ ②尹⋯　Ⅲ . ①脾胃病—辨证论治　Ⅳ . ① R256.3

　　中国版本图书馆 CIP 数据核字（2022）第 203358 号

美术编辑　陈君杞
版式设计　也　在

出版　**中国健康传媒集团** | 中国医药科技出版社
地址　北京市海淀区文慧园北路甲 22 号
邮编　100082
电话　发行：010-62227427　邮购：010-62236938
网址　www.cmstp.com
规格　710 × 1000mm $^1/_{16}$
印张　11
字数　196 千字
版次　2022 年 11 月第 1 版
印次　2022 年 11 月第 1 次印刷
印刷　三河市万龙印装有限公司
经销　全国各地新华书店
书号　ISBN 978-7-5214-3486-6
定价　48.00 元

获取新书信息、投稿、为图书纠错，请扫码联系我们。

编委会

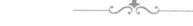

主　编　李合国　尹国有

副主编　李亚南　郭　敏

编　委（按姓氏笔画排序）

　　　　王　露　　王晓鸽　　刘镇亚　　杨天闯

　　　　杨竹青　　吴瑶麒　　张近远　　姚翠翠

　　　　徐文倩　　缑慧勇

前　言

　　中医是实践性很强的医学，继承与发展是中医学术研究永恒的主题。中医学的继承与学习，历来讲究"悟"，有言"医者，意也"，就是此意。中医传统的教育方法为以师带徒，主要教育模式为随师临证，通过实践去反复揣摩，熟能生巧，从而加深对中医学理论和治疗方法的掌握。在此过程中不断积累临床经验是必由之路，而对中医治疗方法和经验的研究则为重中之重。

　　辨证论治是中医的特色、优势，是中医治疗疾病的主要方法。我们长期从事中医内科脾胃病的临床、教学和科研工作，对脾胃病的中医辨证治疗积累了较丰富的临床经验，总结归纳了一整套辨证治疗脾胃病的思路与方法，执简驭繁，切合实用。为了把辨证治疗脾胃病的临床经验与读者共享，开阔读者的视野，扩展辨治思路，提高分析问题和解决问题的能力，同时也为临床避免误诊、误治提供借鉴和参考，我们根据多年的临床经验，参考有关资料，编写了《脾胃病中医辨治思路与误治解析》一书。

　　本书以西医病名为纲，以中医辨证论治为中心，选择治之有验、验有心得的慢性胃炎、胃食管反流病、神经性呕吐、消化性溃疡、上消化道出血、溃疡性结肠炎、功能性消化不良、肠易激综合征、慢性泄泻、习惯性便秘等常见脾胃疾病，依次从临床辨证、证治方药以及失治误治解析三个方面进行详细介绍。每一种病都从病因病机入手，首先详细阐述辨治思路、辨证要点、辨证论治的思维模式和证治方药，这当中既有示范病例，又有临证注意，将理论与实践结合；之后分析归纳失治误治的原因及避免失治误治的方法，以期临证时少走弯路，避免误诊、误治。在长期的临床实践中，广大中医工作者对辨证论治多有发挥，总结有众多辨证治疗脾胃病的经验和方法，我们将辨证治疗常见脾胃病的经验与方法进行总结归纳，意在抛砖引玉，启发读者，共同探讨提高中医辨证治疗脾胃病临床疗效之路径。

书中内容新颖，通俗易懂，理论与实践结合，有较高的临床应用价值，适合于中医、中西医结合工作者阅读参考。在本书的编写过程中，参考了许多公开发表的著作，特向原作者表示衷心的感谢。由于受临床经验局限性和学术水平的影响，书中不妥之处在所难免，敬请广大读者批评指正，以求再版时修正。

编者

2022 年 8 月

第一章 慢性胃炎

第一节 临床辨证 …………………………………… 2

一、病因病机 …………………………………… 2

二、辨治思路 …………………………………… 2

三、辨证要点 …………………………………… 5

四、辨证论治的思维模式 ………………………… 6

第二节 证治方药 …………………………………… 7

一、脾胃虚寒型 …………………………………… 7

二、肝胃不和型 …………………………………… 8

三、胃阴不足型 …………………………………… 9

四、寒热错杂型 …………………………………… 9

五、脾胃湿热型 …………………………………… 10

六、瘀血停滞型 …………………………………… 11

第三节 失治误治解析 ……………………………… 11

一、失治误治原因分析 …………………………… 11

二、治疗失当病案举例 …………………………… 13

三、避免失治误治方法 …………………………… 15

第二章　胃食管反流病

第一节　临床辨证 ……………………………………………… 18

　　一、病因病机 ………………………………………………… 18

　　二、辨治思路 ………………………………………………… 18

　　三、辨证要点 ………………………………………………… 20

　　四、辨证论治的思维模式 …………………………………… 20

第二节　证治方药 ……………………………………………… 22

　　一、肝胃不和型 ……………………………………………… 22

　　二、肝胃郁热型 ……………………………………………… 22

　　三、胃阴亏虚型 ……………………………………………… 23

　　四、气虚血瘀型 ……………………………………………… 24

　　五、寒热错杂型 ……………………………………………… 24

第三节　失治误治解析 ………………………………………… 25

　　一、失治误治原因分析 ……………………………………… 25

　　二、治疗失当病案举例 ……………………………………… 26

　　三、避免失治误治方法 ……………………………………… 29

第三章　神经性呕吐

第一节　临床辨证 ……………………………………………… 32

　　一、病因病机 ………………………………………………… 32

　　二、辨治思路 ………………………………………………… 32

　　三、辨证要点 ………………………………………………… 35

　　四、辨证论治的思维模式 …………………………………… 35

第二节　证治方药 ……………………………………………… 37

　　一、外邪犯胃型 ……………………………………………… 37

　　二、饮食停滞型 ……………………………………………… 37

三、痰饮内阻型 ………………………………………… 38

四、肝气犯胃型 ………………………………………… 39

五、脾胃虚弱型 ………………………………………… 39

六、胃阴不足型 ………………………………………… 40

第三节　失治误治解析 …………………………………… 41

一、失治误治原因分析 ………………………………… 41

二、治疗失当病案举例 ………………………………… 42

三、避免失治误治方法 ………………………………… 45

第四章　消化性溃疡

第一节　临床辨证 ………………………………………… 48

一、病因病机 …………………………………………… 48

二、辨治思路 …………………………………………… 48

三、辨证要点 …………………………………………… 50

四、辨证论治的思维模式 ……………………………… 51

第二节　证治方药 ………………………………………… 52

一、肝胃不和型 ………………………………………… 52

二、寒热错杂型 ………………………………………… 52

三、肝胃郁热型 ………………………………………… 53

四、脾胃虚寒型 ………………………………………… 54

五、胃阴不足型 ………………………………………… 55

六、血瘀胃络型 ………………………………………… 55

第三节　失治误治解析 …………………………………… 56

一、失治误治原因分析 ………………………………… 56

二、治疗失当病案举例 ………………………………… 58

三、避免失治误治方法 ………………………………… 60

第五章　上消化道出血

第一节　临床辨证 ⋯⋯⋯⋯⋯⋯⋯⋯⋯⋯⋯⋯⋯⋯⋯⋯ 64

　　一、病因病机 ⋯⋯⋯⋯⋯⋯⋯⋯⋯⋯⋯⋯⋯⋯⋯⋯ 64

　　二、辨治思路 ⋯⋯⋯⋯⋯⋯⋯⋯⋯⋯⋯⋯⋯⋯⋯⋯ 64

　　三、辨证要点 ⋯⋯⋯⋯⋯⋯⋯⋯⋯⋯⋯⋯⋯⋯⋯⋯ 66

　　四、辨证论治的思维模式 ⋯⋯⋯⋯⋯⋯⋯⋯⋯⋯⋯ 66

第二节　证治方药 ⋯⋯⋯⋯⋯⋯⋯⋯⋯⋯⋯⋯⋯⋯⋯⋯ 68

　　一、肝火犯胃型 ⋯⋯⋯⋯⋯⋯⋯⋯⋯⋯⋯⋯⋯⋯⋯ 68

　　二、胃热炽盛型 ⋯⋯⋯⋯⋯⋯⋯⋯⋯⋯⋯⋯⋯⋯⋯ 69

　　三、阴虚火旺型 ⋯⋯⋯⋯⋯⋯⋯⋯⋯⋯⋯⋯⋯⋯⋯ 69

　　四、气虚血溢型 ⋯⋯⋯⋯⋯⋯⋯⋯⋯⋯⋯⋯⋯⋯⋯ 70

第三节　失治误治解析 ⋯⋯⋯⋯⋯⋯⋯⋯⋯⋯⋯⋯⋯⋯ 70

　　一、失治误治原因分析 ⋯⋯⋯⋯⋯⋯⋯⋯⋯⋯⋯⋯ 70

　　二、治疗失当病案举例 ⋯⋯⋯⋯⋯⋯⋯⋯⋯⋯⋯⋯ 71

　　三、避免失治误治方法 ⋯⋯⋯⋯⋯⋯⋯⋯⋯⋯⋯⋯ 73

第六章　溃疡性结肠炎

第一节　临床辨证 ⋯⋯⋯⋯⋯⋯⋯⋯⋯⋯⋯⋯⋯⋯⋯⋯ 76

　　一、病因病机 ⋯⋯⋯⋯⋯⋯⋯⋯⋯⋯⋯⋯⋯⋯⋯⋯ 76

　　二、辨治思路 ⋯⋯⋯⋯⋯⋯⋯⋯⋯⋯⋯⋯⋯⋯⋯⋯ 76

　　三、辨证要点 ⋯⋯⋯⋯⋯⋯⋯⋯⋯⋯⋯⋯⋯⋯⋯⋯ 79

　　四、辨证论治的思维模式 ⋯⋯⋯⋯⋯⋯⋯⋯⋯⋯⋯ 79

第二节　证治方药 ⋯⋯⋯⋯⋯⋯⋯⋯⋯⋯⋯⋯⋯⋯⋯⋯ 80

　　一、湿热壅滞型 ⋯⋯⋯⋯⋯⋯⋯⋯⋯⋯⋯⋯⋯⋯⋯ 80

　　二、肝脾不和型 ⋯⋯⋯⋯⋯⋯⋯⋯⋯⋯⋯⋯⋯⋯⋯ 81

　　三、脾虚湿困型 ⋯⋯⋯⋯⋯⋯⋯⋯⋯⋯⋯⋯⋯⋯⋯ 82

四、气滞血瘀型 …………………………………… 83

五、脾肾阳虚型 …………………………………… 84

六、阴血亏虚型 …………………………………… 84

第三节　失治误治解析 …………………………… 85

一、失治误治原因分析 …………………………… 85

二、治疗失当病案举例 …………………………… 87

三、避免失治误治方法 …………………………… 89

第七章　功能性消失不良

第一节　临床辨证 ………………………………… 92

一、病因病机 ……………………………………… 92

二、辨治思路 ……………………………………… 92

三、辨证要点 ……………………………………… 94

四、辨证论治的思维模式 ………………………… 94

第二节　证治方药 ………………………………… 96

一、脾胃虚弱型 …………………………………… 96

二、肝胃不和型 …………………………………… 97

三、饮食伤胃型 …………………………………… 97

四、胃阴亏虚型 …………………………………… 98

五、肝郁化火型 …………………………………… 98

六、寒热错杂型 …………………………………… 99

第三节　失治误治解析 …………………………… 100

一、失治误治原因分析 …………………………… 100

二、治疗失当病案举例 …………………………… 101

三、避免失治误治方法 …………………………… 103

第八章　肠易激综合征

第一节　临床辨证 ……………………………………………… 106

一、病因病机 ………………………………………………… 106

二、辨治思路 ………………………………………………… 106

三、辨证要点 ………………………………………………… 108

四、辨证论治的思维模式 …………………………………… 109

第二节　证治方药 ……………………………………………… 110

一、湿滞气机型 ……………………………………………… 110

二、肝郁脾虚型 ……………………………………………… 111

三、脾胃虚弱型 ……………………………………………… 111

四、脾肾阳虚型 ……………………………………………… 112

五、肠道燥热型 ……………………………………………… 113

六、寒热错杂型 ……………………………………………… 113

第三节　失治误治解析 ………………………………………… 114

一、失治误治原因分析 ……………………………………… 114

二、治疗失当病案举例 ……………………………………… 116

三、避免失治误治方法 ……………………………………… 118

第九章　慢性泄泻

第一节　临床辨证 ……………………………………………… 122

一、病因病机 ………………………………………………… 122

二、辨治思路 ………………………………………………… 123

三、辨证要点 ………………………………………………… 125

四、辨证论治的思维模式 …………………………………… 125

第二节　证治方药 ……………………………………………… 127

一、脾胃虚弱型 ……………………………………………… 127

二、肝气乘脾型 ·· 128

三、肾阳虚衰型 ·· 128

第三节 失治误治解析 ·· 129

一、失治误治原因分析 ·· 129

二、治疗失当病案举例 ·· 131

三、避免失治误治方法 ·· 133

第十章 习惯性便秘

第一节 临床辨证 ·· 136

一、病因病机 ·· 136

二、辨治思路 ·· 136

三、辨证要点 ·· 138

四、辨证论治的思维模式 ······································ 138

第二节 证治方药 ·· 140

一、肠胃积热型 ·· 140

二、气机郁滞型 ·· 140

三、寒凝里实型 ·· 141

四、气虚失运型 ·· 141

五、血虚肠燥型 ·· 142

六、脾肾阳虚型 ·· 142

第三节 失治误治解析 ·· 143

一、失治误治原因分析 ·· 143

二、治疗失当病案举例 ·· 143

三、避免失治误治方法 ·· 146

第十一章　胃癌

第一节　临床辨证 …………………………………………………… 148

一、病因病机 …………………………………………………… 148

二、辨治思路 …………………………………………………… 148

三、辨证要点 …………………………………………………… 151

四、辨证论治的思维模式 …………………………………… 151

第二节　证治方药 ……………………………………………… 152

一、肝胃不和型 ……………………………………………… 152

二、痰浊中阻型 ……………………………………………… 153

三、痰瘀互结型 ……………………………………………… 153

四、脾胃虚寒型 ……………………………………………… 154

五、胃热伤阴型 ……………………………………………… 155

六、气血两虚型 ……………………………………………… 156

第三节　失治误治解析 ………………………………………… 157

一、失治误治原因分析 ……………………………………… 157

二、治疗失当病案举例 ……………………………………… 158

三、避免失治误治方法 ……………………………………… 160

第一章　慢性胃炎

慢性胃炎是指胃黏膜上皮遭受各种致病因子的侵袭所引起的慢性胃黏膜炎性病变。慢性胃炎是胃病中最常见的一种类型，其发病率在各种胃病中居首位。慢性胃炎的分类方法很多，我国 2000 年全国慢性胃炎研讨会共识意见中采纳了国际上新悉尼系统的分类方法，根据病理组织学改变和病变在胃的分布部位，结合可能病因，将慢性胃炎分成浅表性、萎缩性和特殊类型三大类，其中以慢性浅表性胃炎和慢性萎缩性胃炎最为常见。慢性胃炎具有病程较长、缠绵难愈、反复发作的特点，其临床表现颇不规律，且无典型症状。慢性萎缩性胃炎伴肠上皮化生、不典型增生和 / 或异型增生具有癌前病变之说，被认为与胃癌有一定的关系，严重影响着人们的正常生活，威胁着人们的健康。

慢性胃炎主要表现为胃脘饱胀、隐痛，嗳气，食欲不振，吞酸等，属中医学"嗳气""痞满""胃脘痛""纳呆""嘈杂""吞酸"等的范畴。

第一节　临床辨证

一、病因病机

慢性胃炎的发生与脾胃素弱、饮食不节、情志失调等诸因素有关。病位主在胃，与肝、脾密切相关。基本病机是脾胃不调、胃失和降，痰、气、湿、热、寒、瘀互阻于胃中，甚至互为因果，使病情反复难愈，并逐渐加重。

饮食因素是引起慢性浅表性胃炎的主要因素，长期进食生冷、硬物，或饮食过热，或过食辛辣、厚味，或嗜进烟酒，或暴饮暴食，均可伤及脾胃，使胃气壅滞，失于和降；情志因素也是引起慢性浅表性胃炎的重要一环，忧思恼怒，气郁伤肝，肝失疏泄，则气机郁滞，横逆犯胃，胃失和降，影响脾胃的正常功能；素体脾胃虚弱，或饥饱失常、生冷所伤，或劳倦过度，或久病损伤脾胃，致使脾胃失于健运，寒邪内生，中焦虚寒，脉络失于温养，也易发生胃脘部疼痛不适等；热病伤阴，或胃火素盛，加之过食辛辣之品，致使胃阴亏虚，失其润降；久病不愈，耗伤气阴，或劳倦过度，伤及中气，致使气阴两虚，胃失濡养；疾病先在气分，气滞不行，日久则血脉凝涩，胃络受损，气血失和，而致瘀血内停，瘀阻作痛。

二、辨治思路

（一）调其升降，以降为顺

脾宜升以运为健，胃宜降以通为补。慢性胃炎多有胃脘部疼痛不适、纳差、腹胀、嗳气、脘痞等症状，主要是由于中焦气机升降失常，清阳不升，浊阴不降所致，故调其升降适度是治疗慢性胃炎的主要思路。

脾升胃降是脾胃的正常生理活动形式，对脏腑气机的升降有着重要的影响，只有脾能升清，才能将饮食水谷之精微输注于心肺，布散周身；胃能和降，才能维持正常的受纳、腐熟水谷，推送糟粕下行排出体外的功能活动。清升浊降，中气旺盛，化源充足，既是维持脾胃自身正常生理活动的基础，也是维持全身脏腑气机升降平衡的重要因素。

脾胃升降是一个相反相成、互相协调的矛盾运动。正如周慎斋云："胃气为中土之阳，脾气为中土之阴，脾不得胃气之阳，则多下陷，胃不得脾气之阴，则无以转运。"说明脾之升有赖于胃之降，胃之降亦有赖于脾之升。在病理情况下，升降失度，脾胃功能失调，运化无力，则诸症丛生。脾不升则腹胀、纳呆、泄泻等；胃不降则恶心呕吐、反酸嘈杂等。治疗应以调为主，调其气机、调其升降、调其偏盛，以扶脾胃之职，且不伤脾胃之气。

（二）顺应喜恶，润燥适当

胃喜润，喜柔润而恶燥；脾喜燥，喜燥洁而恶湿。从总体上来看，慢性胃炎的发生均与燥湿对脾胃功能的影响有关，因此顺应脾胃的喜恶，调其适度，使其恢复正常的生理功能，也是治疗慢性胃炎的重要原则。

脾为太阴湿土之脏，主运化水湿，得阳气温煦则运化健旺；胃为阳明燥土之腑，主受纳腐熟，得阴柔滋润则通降正常，故叶天士说："太阴湿土，得阳始运，阳明燥土，得阴自安。以脾喜刚燥，胃喜柔润也。"说明脾脏之湿，可济胃腑燥土之阳，庶无燥热偏盛之弊；胃腑之阳，能济脾土之湿，斯无寒湿困阳之厄，共成燥湿相济之功。

在病理情况下，湿燥失度，偏盛为害，影响脾胃的运化功能，出现湿困于脾，燥伤胃津的病理变化。一般而论，慢性胃炎不宜用温热燥烈之品，因热药伤阴，燥药伤津，有伐胃之性。如过量的肉桂、干姜等辛温刚烈药，会刺激胃黏膜，可能会加重慢性胃炎之胃痛、灼热等症状，并且能增加代谢，扩张血管，加快血流，引起胃出血。因此，顺应脾胃之性，调整润燥这对相反相成的矛盾，使其各达适度，对慢性胃炎的治疗有重要意义。

（三）疏肝和胃，以畅为度

肝属木而主疏泄条达，脾胃属土而主运化受纳，肝与脾胃为木土相克之脏。在正常情况下，肝之疏泄条达，有利于脾胃消化吸收，称为木能疏土，正如唐容川在《血证论》中所说："木之性主于疏泄，食气入胃，全赖肝木之气以疏泄之，而水谷乃化。"肝之疏泄条达正常，既可助脾运化，使清阳之气升发，水谷精微转输上归于肺，又可助胃受纳腐熟，使浊阴之气下降，食糜不断下达于肠。在病理情况下，肝之病变最易影响脾胃，如张仲景在《金匮要略》中指出："见肝之病，知肝传脾。"《类证治裁》中亦指出："诸病多自肝来，以其犯中宫之土，刚性难驯。"肝之疏泄失常，会引起胃的病变，如疏泄太过会导致肝气横逆乘克脾胃，多出现肝脾失调或肝胃不和，此种情况在慢性胃炎中相当多见。所以在慢性胃炎的治疗中，多用疏肝和胃、疏肝健脾等治法，使气机条畅，则胃气自降。在调理肝胃的关系上，以畅为度，使肝胃气机调和，配合自如，成为治疗慢性胃炎应当遵循的法则之一。

（四）脏腑相配，胃脾同治

脾与胃脏腑相配，表里以膜相连，同居脘腹中焦，共司消化、吸收，合为后天之本，关系甚为密切。二者在生理上有纳运、润燥、升降的功能联系和特点，相反相成，是保持发挥正常生理功能的必要条件。在病理上有同虚、同实、虚实夹杂、寒热并见的病理特点，如在慢性胃炎中，脾胃气虚、脾胃虚寒、脾胃湿热、脾胃不和等证相当多见。在虚实并见的证候中，往往虚者在脾，实者在胃，如脾胃虚寒，虚多在脾，寒则在胃。在慢性胃炎的治疗中，脾胃同治，实者泄之，虚者补之，虚实夹杂者视其所偏而调之，乃是常用的治疗原则之一。

（五）活血止血，勿留瘀滞

"久病必瘀"，慢性胃炎由于病程较长，常有不同程度的瘀滞存在，同时慢性胃炎也时常伴发胃出血，所以活血止血，使瘀血消散，勿留瘀滞，也是慢性胃炎的辨治思路之一。

治疗慢性胃炎，在应用止血药时应注意加入一定量的活血药，使止中有活，活血为止血所用，血脉通畅，血止后无留瘀之弊，有利于胃肠通畅，消化功能的恢复，慢性胃炎的好转和康复。现代药理研究表明，当归、川芎、红花、丹参、三七等活血化瘀药能促进血液循环，改善组织缺血、缺氧状态，促进组织修复，减轻炎性反应，促使炎症病灶局限化，对胃黏膜的修复大有好处。因此，在治疗慢性胃炎，尤其是慢性胃炎伴发出血时，一定要注意根据病情适时使用活血止血之法，这样不仅可迅速止血，消除胃脘部疼痛、便血等症状，又能保持胃肠道通畅，无留瘀之弊。

（六）参照微观，提高疗效

在中医辨证的基础上参照胃黏膜之微观变化，配合以现代研究中证实能促进胃黏膜修复的药物，有助于提高慢性胃炎的临床疗效。近年来的临床和实验研究表明，幽门螺杆菌是导致慢性胃炎、消化性溃疡的主要病因，大多数慢性胃炎都有幽门螺杆菌生长。针对幽门螺杆菌引起的慢性胃炎宜解毒抑菌，可在辨证用药的基础上有针对性地选加对幽门螺杆菌具有抑制作用的清热解毒药，如黄连、蒲公英、半枝莲、红药子之属，抑制幽门螺杆菌。

慢性萎缩性胃炎腺体破坏萎缩，黏膜变薄，炎性细胞逐渐消失，表面上皮细胞失去分泌黏液的功能，可伴有肠上皮化生或不典型增生，治疗的目的应是激活腺体，使之分泌胃酸，以及制止胃黏膜肠上皮化生。腺体萎缩，胃酸缺乏，则纳食不化，脘腹饱胀，依据中医"以酸生酸"及"酸甘化阴"之理论，用酸味的乌梅肉、木瓜、生山楂、白芍，与甘味的甘草酸柔甘守，以酸生酸，激活腺体分泌胃酸，化生阴液，修复胃黏膜。此外，中度以上肠上皮化生与不典型增生有癌变的可能，被认为是癌前病变，当从胃络凝瘀或凝痰聚瘀治之，在消散痰瘀的同时，可配三棱、莪术、黄药子、山慈菇、蜈蚣、白花蛇舌草等抗癌中药，以防癌变。

（七）避免诱因，注意调养

致使慢性胃炎反复发作的原因有很多，常见的如饮食不节、情志抑郁、过食辛辣、生活无规律等等。在药物治疗的同时注意自我调养，避免这些诱因，是促使慢性胃炎顺利康复的重要一环。患者应纠正不良的生活习惯，做到劳逸结合，保持心情舒畅；注意饮食调理，不贪食，不暴饮暴食，选择易消化的食物，少食辛辣、肥腻等刺激性食物，注意荤素搭配，以素为主；戒除烟酒。

三、辨证要点

慢性胃炎病程迁延，病因较多，证型复杂，就临床来看，有实证、虚证，也有虚实错杂之证。本病当辨邪之有无以及寒热虚实。有邪者为实，无邪者为虚。若属邪气内陷，阻遏中焦；饮食无度，食滞内停，阻滞胃脘；情志不遂，气机郁滞，升降失调等，皆属有邪。若因脾胃虚弱，运化无力，升降失司而成，则属无邪。临床表现为胃脘部疼痛不适、痞满不能食或食少不化、大便溏薄者为虚；胃脘部疼痛不适、痞满能食、大便干结者为实；胃脘部疼痛不适、痞满时减、喜揉喜按者为虚；胃脘部疼痛不适、痞满不减、按之满甚者为实；胃脘部疼痛不适、痞满急迫、渴喜冷饮、舌苔黄者为热；胃脘部疼痛不适、痞满绵绵、得热则舒、口淡不渴、舌苔白者属寒。

四、辨证论治的思维模式

（一）辨证思维程序

1. 首先详细了解患者的病情，结合相关的检查，进行鉴别诊断，以确立慢性胃炎的诊断，分清是浅表性、萎缩性，还是其他类型。同时四诊合参，明确中医之病名。

2. 通过进一步分析，确定病性，分辨出是脾胃虚寒型、肝胃不和型、胃阴不足型、寒热错杂型，还是脾胃湿热型、瘀血停滞型，并注意其兼证、并见证等。

3. 根据辨证分型之结果，确立相应的治法、方药及用法等。

（二）示范病例

病案 朱某，男，39岁，2003年5月22日就诊。

患者胃脘部隐隐作痛、闷胀不适反复发作5年，每于饥饿时尤甚，得食则疼痛缓解，但食后闷胀难受加重，曾在医院诊治，经纤维胃镜等检查，诊断为慢性浅表性胃炎，经常服用盖胃平、雷尼替丁等以缓解症状。半月来胃脘部疼痛再现，虽再服上述药物但症状不减。来诊时患者胃脘部隐隐作痛，灼热反酸，嘈杂不已，似饥而不欲食，口燥咽干，五心烦热，消瘦乏力，口渴思饮，大便干结，查其舌质红，苔薄少，脉细数。患者肝炎病毒标志物抗-HAV、抗-HCV、HBsAg均为阴性，血清淀粉酶及肝功能正常，B型超声波检查肝、胆、脾、肾无明显异常，胃镜检查提示慢性浅表性胃炎。

第一步：明确中西医诊断。

根据望、闻、问、切所得的资料，通过综合分析，中医可诊断为胃脘痛。从西医的角度来看，应考虑慢性胃炎、胃及十二指肠溃疡、胃癌、慢性肝炎、慢性胆囊炎、胰腺炎等，胃镜检查提示慢性浅表性胃炎，肝炎病毒标志物抗-HAV、抗-HCV、HBsAg均为阴性，血清淀粉酶及肝功能正常，B型超声波检查肝、胆、脾、肾无明显异常，据此西医诊断为慢性浅表性胃炎。

第二步：分辨其中医证型。

患者胃脘部隐隐作痛，灼热反酸，嘈杂不已，似饥而不欲食，口燥咽干，五心烦热，消瘦乏力，口渴思饮，大便干结，舌质红，苔薄少，脉细数。四诊合参，辨证为胃阴不足证。火郁伤阴，津液内耗，则出现胃阴亏虚。虚火暗灼，故胃脘隐隐作痛、灼热反酸、嘈杂不已；火燥津伤，故口燥咽干、五心烦热、口渴思饮、大便干结，舌红、苔少、脉细数均为阴虚内热之象。本病病位在中焦胃脘，一派虚热之象，加之病程较长，无明显的实象，故可辨为虚热证，属于胃脘痛之胃阴不足证。

第三步：确立治法、方药及用法。

根据治病必求于本的原则，治当滋阴益胃、和中止痛。方选一贯煎合芍药甘草汤加减。

【处方】沙参 15g，麦冬 15g，生地 12g，枸杞子 15g，当归 12g，川楝子 9g，白芍 15g，香橼 10g，黄连 12g，吴茱萸 6g，栀子 15g，陈皮 12g，麦芽 18g，山楂 15g，甘草 6g，大枣 6 枚。

【用法】每日 1 剂，水煎取汁，分早晚 2 次服。

在应用中药治疗的同时，注意调畅情志，忌食辛辣油腻之品，宜食清淡易消化的食物。

第二节 证治方药

一、脾胃虚寒型

【主症】胃脘部隐隐作痛，喜温喜按，得热痛减，饥而痛增，进食后痛减，泛吐清水，纳差脘痞，大便溏薄，神疲乏力，甚则四肢不温，舌质淡，苔薄白或腻，脉虚弱或迟缓。

【治法】温中健脾，和胃止痛。

【方药】黄芪建中汤加减。

黄芪 15g，桂枝 10g，白芍 10g，干姜 10g，黄连 6g，吴茱萸 5g，煅瓦楞子 15g，陈皮 12g，半夏 10g，茯苓 15g，延胡索 10g，白术 15g，建曲 12g，麦芽 12g，甘草 6g，大枣 6 枚。

【方解】方中黄芪补中益气；桂枝、干姜、白芍、甘草、大枣取小建中汤之意以温脾散寒，和中止痛；陈皮、半夏、吴茱萸、干姜温胃化饮，暖胃止痛；黄连配吴茱萸取左金丸之意，辛开苦降，寒热并用；煅瓦楞子制酸止痛，除嘈杂；陈皮、延胡索理气和胃，止痛；白术、茯苓、建曲、麦芽、甘草、大枣健脾益气，消食和胃；甘草又能调和诸药。上药配合，共成温中健脾、和胃止痛之剂。

【临证注意】本型患者以胃痛隐隐、喜温喜按为其特点，在临床中较为多见。祛寒常用温药，但不可过服、久服，以免化燥伤阴，引发变证。在此型患者的治疗中，健脾益气和胃占有极其重要的地位，脾胃强健，饮食增加，机体的抗病能力逐渐增强，才能邪祛正安，党参、白术、茯苓、砂仁、陈皮、建曲、麦芽、鸡内金等药应根据情况及时应用。

慢性胃炎患者素体脾胃虚寒，因起居不慎，胃脘部受凉而引发胃脘部骤然疼痛者相当多见，所以日常生活中应注意起居调摄，适寒温，防止寒邪外袭。

二、肝胃不和型

【主症】胃脘部胀满，两胁胀痛，纳差脘痞，胸闷喜叹息，嗳气频繁，反酸恶心，每因情志因素而加重，大便不畅，舌质淡红，苔薄白，脉弦。

【治法】疏肝解郁，理气止痛。

【方药】柴胡疏肝散加减。

柴胡12g，赤芍10g，白芍15g，川芎9g，香附12g，陈皮12g，枳壳10g，旋覆花10g，川楝子10g，延胡索12g，建曲12g，麦芽12g，山楂12g，甘草6g。

【方解】方中柴胡、白芍、赤芍、香附疏肝解郁，理气止痛；陈皮、枳壳理气和中；川楝子、延胡索疏肝理气，止痛；旋覆花降气止呃；建曲、麦芽、山楂健脾益胃，消食和中；甘草调和诸药。上药合用，共奏疏肝解郁、消食和中、理气止痛之功效。

【临证注意】肝胃不和型慢性胃炎的发生与情志失调密切相关，调畅情志有助于疾病的治疗和康复。"见肝之病，知肝传脾，当先实脾"，肝木易克脾土，脾与胃相表里，密不可分，所以肝胃气滞型慢性胃炎患者多有脾虚的情况存在，应用疏肝健脾、理气止痛之法治疗。且治疗过程中，气机郁滞之症状渐退后，脾虚之症状将明显出现，此时应注意适当配合应用党参、白术、茯苓、砂仁等健脾益胃之品。

理气药多为香燥之品，易伤阴液，且肝郁日久易生热，所以应注意理气药不可久服过用，宜中病即止，对于出现郁热征象者，还应注意配用清化郁热之药。

三、胃阴不足型

【主症】胃脘部隐隐作痛，上腹部不适，脘胀微微，灼热不适，嘈杂似饥，消瘦食少，五心烦热，口干咽燥，大便秘结，舌质红，少苔或无苔少津，脉细数。

【治法】养阴益胃，和中止痛。

【方药】益胃汤加减。

北沙参 15g，生地 12g，麦冬 12g，当归 12g，白芍 15g，石斛 12g，佛手 12g，枸杞子 12g，五味子 12g，延胡索 10g，黄连 6g，吴茱萸 3g，香橼皮 10g，建曲 12g，甘草 6g。

【方解】方中北沙参、麦冬、石斛、五味子益气滋阴，清热养液；当归、白芍、生地、枸杞子滋养肝肾，生津益胃；佛手、香橼皮、延胡索疏肝理气，和胃止痛；黄连、吴茱萸取左金丸之意，以辛开苦降，清火散郁；白芍配甘草缓急止痛，建曲健胃消食，甘草又能调和诸药。上药合用，共成养阴益胃、和中止痛之剂。

【临证注意】本型患者以胃痛隐隐、口燥咽干、舌红为辨证要点。因其以胃阴亏损为主要发病机制，在选用疏理气机药时应尽可能避免使用辛燥之品，以防再伤阴液，化燥生火而引发吐血、衄血等变证。

由于滋养阴液之药易于碍胃，所以在用药时还应时时注意保护脾胃运化功能，以避免阴液恢复而脾胃损伤的情况发生。在饮食的选择上，宜吃清淡易消化的食物，如豆腐、小白菜等，忌食辛辣肥腻之品，戒酒。

四、寒热错杂型

【主症】胃脘部隐痛或冷痛，脘腹痞胀不适，喜温喜按，胃脘有灼热感，反酸嘈杂，口苦或口淡，纳差恶心，肠鸣便溏，神疲乏力，舌质淡或红，苔薄黄或黄白相兼，脉滑或沉细。

【治法】寒热并用，辛开苦降，理气和胃。

【方药】半夏泻心汤加减。

姜半夏 12g，黄芩 10g，黄连 10g，干姜 6g，党参 15g，陈皮 12g，茯苓 15g，延胡索 10g，白芍 15g，乌贼骨 15g，建曲 12g，佛手 10g，蒲公英 15g，甘草 6g，大枣 6 枚。

【方解】方中党参、茯苓、甘草、大枣补益脾胃，助其健运；干姜、姜半夏辛温散寒，降逆止呕；黄芩、黄连苦寒清泄，以除热邪；陈皮、茯苓、佛手、建曲理气健脾，消食和胃；延胡索、佛手疏理气机，止痛；白芍养阴缓急，止痛；蒲公英清热解毒，以除幽门螺杆菌；甘草调和诸药。上药配合，共成寒热并用、辛开苦降、理气和胃之剂。

【临证注意】本型患者寒热错杂，治疗宜寒温并用，但临床表现或偏于寒，或偏于热，需仔细分辨，以根据病情调整各类药物的用量，做到恰到好处，方能达到预期的治疗效果。

慢性胃炎的治疗取效较慢，不能急于求成，要善于守方，缓图经功，切勿操之过急。在饮食的选择上，此类患者既不适宜偏寒凉者，也不适宜偏温热者以及肥腻者，以食用性味平和的食物为佳。

五、脾胃湿热型

【主症】胃脘部胀满疼痛，嘈杂灼热，头晕目眩，头重如裹，身重肢倦，恶心呕吐，不思饮食，口渴口苦，小便色黄，大便不畅，舌质红，舌体胖、边有齿痕，苔黄腻，脉沉滑。

【治法】清热化湿，理气宽中。

【方药】黄连温胆汤加减。

黄连12g，吴茱萸5g，陈皮12g，半夏10g，茯苓15g，栀子12g，枳实10g，竹茹12g，通草10g，丹参15g，煅瓦楞子15g，木香6g，砂仁6g，蒲公英15g，白豆蔻9g，建曲12g，甘草6g。

【方解】方中黄连、栀子、通草清热化湿，通利小便；吴茱萸、黄连辛开苦降，清火散郁；陈皮、半夏、茯苓、砂仁、白豆蔻健脾祛湿，理气和胃；枳实、木香理气畅中，止痛除满；竹茹清热和胃，降逆止呕；蒲公英清热解毒，抑制幽门螺杆菌；煅瓦楞子制酸止痛，除嘈杂；建曲健胃消食，和中；丹参活血化瘀，改善微循环；甘草调和诸药。上药合用，共成清热化湿、理气宽中之剂。

【临证注意】本型患者湿热内蕴，清热易助湿，祛湿易生热，所以治疗比较棘手，往往取效较慢。在药物的选择上，应注意选用清利湿热之品，慎用香燥祛湿之药及大剂量清热解毒之剂。

通过正确的治疗，急性发作多能很快控制，湿热内蕴之症状可逐渐减轻甚至消失，但这并不代表病已治愈，还需进一步巩固治疗，不过用药需根据病情的变化及时予以调整。

六、瘀血停滞型

【主症】胃脘部疼痛，痛有定处而拒按，呈刺痛或刀割样疼痛，食后痛甚，或有吐血或黑便，舌质黯或见瘀斑，脉涩或弦涩。

【治法】活血化瘀，和胃止痛。

【方药】失笑散合丹参饮加减。

丹参 12g，檀香 6g，砂仁 6g，蒲黄 10g，五灵脂 10g，三七 3g，黄连 6g，吴茱萸 3g，陈皮 12g，半夏 10g，茯苓 15g，建曲 12g，大黄 6g，麦芽 12g，白芍 15g，甘草 6g。

【方解】方中五灵脂、蒲黄取失笑散之意，以行血散瘀，止痛；丹参、檀香、砂仁理气和胃，止痛；三七化瘀止痛，活血止血；黄连、吴茱萸取左金丸之意，辛开苦降，清火散郁；陈皮、半夏、茯苓、建曲、麦芽健脾理气，消食和胃；大黄逐瘀通腑；白芍柔肝养阴，缓急止痛；甘草缓急和中，调和诸药。上药合用，共成活血化瘀、和胃止痛之功效。

【临证注意】此型患者一般病程较长，临床常表现为一派瘀血阻滞之象，与早期胃癌、胃溃疡等病之症状有诸多相似之处，应特别注意其鉴别诊断，防止出现误诊。

瘀血已经形成，其治疗非一朝一夕之功，应用活血化瘀药应选轻剂、缓剂，不宜用峻猛之药，切不可一味地攻伐，徒伤正气。在应用活血化瘀之法时，还要防止引发出血，对有出血倾向者更应注意配合止血之法。

气为血之帅，气行则血行，活血化瘀药宜与理气药同用，同时还应根据兼夹因素的不同，与益气、养阴、清热、养血等治疗方法配合应用。

第三节　失治误治解析

一、失治误治原因分析

（一）忽视鉴别，诊断失误

慢性胃炎的临床表现颇不规律，且无典型症状，与胃及十二指肠溃疡、胃癌、慢性肝炎、慢性胆囊炎、胰腺炎等有诸多相似之处，如果临证时忽视鉴别诊断，诊查不细致，缺少辅助检查，容易出现诊断失误。在临床中将胃及十二指肠溃疡误诊为慢性胃炎，将早期胃癌误诊为慢性胃炎的情况时有发生。

（二）虚实不分，辨证失误

就临床来看，慢性胃炎有实证、虚证，也有虚实错杂之证，可分为脾胃虚寒型、肝胃不和型、胃阴不足型、寒热错杂型、脾胃湿热型、瘀血停滞型。如果临证时辨证不细致，虚实不分，拘泥于临床经验，一见胃痛隐隐、口燥咽干就按胃阴不足型治疗，或一出现胃痛隐隐、喜温喜按就只考虑脾胃虚寒，或只注意临床常见证型而忽视其兼证和并见证，极易出现辨证失误。

（三）盲目止痛，用药失误

胃脘部疼痛是慢性胃炎的主要症状，理气止痛是其主要治疗法则之一，所以有相当一部分医生见病套药，盲目止痛，把理气止痛当成治疗慢性胃炎的法宝，割裂理气止痛与其他治疗法则的关系，结果出现治法和用药失误。临床中只治标不治本，不加辨证地见酸止酸、见胀消胀、见嗳气就降气导致的失误时常可以见到。

（四）轻信偏方，自作主张

偏方治病在民间源远流长，"偏方治大病"之说几乎有口皆碑，日常生活中人们有采用偏方治疗胃病的习惯，不过尽管有许多治疗慢性胃炎的偏方，但至今仍没有哪一个偏方一用就能彻底治好所有的慢性胃炎，偏方也有其不同的适用范围，所以应用偏方一定要慎重。有的慢性胃炎患者轻信偏方、验方，不找医生诊治，自作主张应用偏方、验方而导致的失误常有发生。

（五）不遵医嘱，疏于调养

人们常说胃病三分病、七分养，自我调养在慢性胃炎的治疗中占有十分重要的地位。不遵医嘱，疏于自我调养，生活无规律、饮食无节制、长期心情抑郁、吸烟饮酒等，直接影响慢性胃炎的治疗和康复。慢性胃炎经治疗病情稳定，自觉症状消失，因饮食不注意、饮酒以及生气等致使病情反复者，经常可以见到。

二、治疗失当病案举例

病案 1 苏某，47 岁。

患者患胃痛已 10 余年，初则痛即反酸，继则痛而无酸，其间曾经纤维胃镜并病理切片检查，确诊为胃窦部慢性萎缩性胃炎。近因胃脘胀痛、嗳气加重而再诊治。

初诊： 刻下除上述见症外，并感口干咽燥、渴不欲饮、心烦不眠、纳食欠馨、大便溏薄、小便正常、神疲乏力，舌质暗红、少苔，脉细数而无力。证属胃阴不足，虚火上炎，治以益胃生津、除火降逆，方选麦门冬汤加减。

【处方】 麦冬 30g，淡竹叶 20g，细生地 15g，北沙参 15g，紫苏子 10g，紫苏梗 10g，清半夏 10g，粳米 10g，大枣 10g，5 剂。每日 1 剂，水煎取汁，早晚分服。

二诊： 患者自诉药后口干咽燥、心烦不眠均有好转，又自服 10 剂，嗳气呃逆似减，然胃脘胀痛反而增剧，大便稀薄，每日 2~3 次，舌苔薄白，脉如前。复审其证，可能因方中所用北沙参、麦冬、生地等多味养阴之品碍滞胃气，而大剂量淡竹叶寒凉又伤中阳，遂使其证转为中焦虚寒，脾胃失健。治宜温中健脾、理气和胃，方选桂附理中汤加减。

【处方】 党参 15g，焦白术 15g，茯苓 15g，厚朴 15g，干姜 10g，高良姜 10g，制香附 12g，熟附片 12g（先煎），官桂 12g，木香 5g，炙甘草 5g，7 剂。如前煎服。

药后大便正常，胃脘痛已除，脘胀嗳气减轻，舌苔如前，脉转细缓而有力，续宗原方先后迭进 30 余剂，诸症悉除。

（中医失误百例分析. 安徽科学技术出版社，1991）

分析： 此为辨病、辨证失当，虽辨其虚，但未辨阴阳寒热，出现失误。本例首诊即如胃阴不足之证，见有口干咽燥、舌红、少苔、脉细数等津液耗伤之表现，然亦见大便溏薄、神疲乏力、脉无力等阳虚之象。医者虽辨其虚，但未辨阴阳，故投之以相应方药之后，虚热诸象虽减，但胃脘痛却辄然加剧，且兼见泄泻等见症。此实为所用殊多甘寒之品使阳虚进一步加重。因此喻昌在《医门法律·申明内经法律》中特别强调："万事万变，皆本阴阳，而病机药性，脉息论治，则最切于此。故凡治病者，在必求于本，或本于阴，或本于阳，知病所繇生而直取之，乃为善治。若不知求本，则茫如望

13

洋，无可问津矣。"

病案 2 王某，女，58 岁。

患者素患胃疾，纳食少、脘胀作痛，经某医诊治，投以半夏、厚朴、木香、延胡索、乌药、吴茱萸、沉香曲、谷芽、麦芽等药，不见效，病越来越重。收治入院，仍为前医所治，总以上方出入，木香增至 9g，延胡索、厚朴增至 15g。病益增，渐至卧床不起，糜粥不进，呃逆时作，至夜则发热甚高，常在 39℃左右，经多方检查仍找不出发热原因。住院近 1 个月，大肉尽脱，家人要求出院。回家后又发热两夜，温度在 39~40℃之间，清晨热退。

初诊：患者面色无华，时时呃逆、呕吐，口渴引饮，不思食，大便溏薄，舌边白，舌中红绛而干，脉略数。患者由于误用温燥，胃阴大伤，故滋养胃阴实为当务之急，遂投以叶氏养胃方加减。

【处方】金石斛 9g，北沙参 9g，麦冬 9g，制玉竹 12g，生地 12g，茯苓 12g，炒山药 18g，莲子肉 12g，清炙甘草 4.5g。另用西枫斗 3g，文火久煎，煎水代茶，不时饮之。

服药后当夜发热大减，次夜已不发热，此阴液渐复，虚火自消，故不治热而热自退。

二诊：3 日后复诊，呕吐已止，大便正常，略能进食，呃逆口渴未尽除，舌边白，舌中红而少苔，脉细。再拟前方加入和胃降逆之品。

【处方】金石斛 9g，北沙参 9g，麦冬 9g，制玉竹 12g，生地 12g，茯苓 12g，炒山药 18g，莲子肉 12g，生扁豆 12g，广陈皮 6g，清炙甘草 4.5g，蜜炙枇杷叶 6g。

三诊：服 3 剂后纳谷见增，呃逆口渴均有好转，但仍卧床不起，舌少苔已润，脉来细弱。此气阴两伤而未遽复也。

【处方】再用前法去枇杷叶，加党参 12g，炙黄芪 9g，大枣 3 枚，取 6 剂。以养气阴，培后天生化之源以善后。

半月后遇其夫，谓其妻服药后即能起床，精神渐复，已能料理家务。

（胃阴大伤治验. 新中医，1997）

分析：此为治法、用药失当，过投温燥，大伤胃阴。临床立法用药当以辨证为基础，药既要对症，又必须适中。此案本脾胃素虚，前医误投一派温燥之剂，由于治法用药失误，自然无效，然医者不悟，反而不断加大药量，以致胃阴大伤，呃逆频作、糜粥不进、大肉尽脱，幸急以益胃汤加味救误，方起沉疴。故临证切记"温而勿燥",免伤其津,此实为温法之要诀也。清代叶天士创养胃阴之法,代表方为养胃方,出自《临证指南医案》,由沙参、麦冬、玉竹、生扁豆、桑叶、甘草组成。此方系叶氏从《金匮要略》麦门冬汤化裁而出,常用以养胃阴、理虚劳、治肺病,主治胃阴亏损而变生诸症。此例病案原先并非不可用辛温之剂,但前医执一方一法治病,药量不断加大,过用温燥,大伤胃阴。蒲辅周医师认为:"药用适当,量不在乎大,量大往往药过病所,反伤胃气。"此实为经验之谈。

病案3 孙某,男,43岁,2004年元月14日就诊。

患者2000年5月开始出现胃脘部疼痛,之后时轻时重,常有发作,伴有反酸嘈杂、恶心呕吐等,经常服复方铝酸铋片、三九胃泰等以缓解症状。2003年12月20日因胃脘部疼痛再现并加重3天到医院诊治,经查胃镜等诊断为慢性浅表性胃炎,予服中药汤剂、中成药等。10天后自觉症状消失,医生嘱其在戒除烟酒、注意饮食调理和情志调节的同时,继续服用胃乐片以巩固疗效。之后的一段时间,患者自我感觉一直不错。2004年元月13日晚上因朋友聚会,饮用白酒约4两,2小时后即出现胃脘部剧痛、恶心呕吐、嘈杂反酸、灼热不适,继而吐血数口,以上消化道出血急诊入院住院治疗。经半月治疗,病才趋于康复。

(35种内科病中医辨治方法与误法分析. 人民卫生出版社,2008)

分析:此为调养护理失当,不听医嘱,饮酒致使病情反复,诱发上消化道出血。饮酒可损伤胃黏膜,不仅影响慢性胃炎的治疗和康复,也易引发急性胃炎、上消化道出血等。因饮酒引发上消化道出血者,在临床中时常可以见到。此例患者如若听从医生的劝告,注意自我调护,戒除饮酒,则可避免上消化道出血的发生。

三、避免失治误治方法

(一)合理运用辅助检查

慢性胃炎极易与胃及十二指肠溃疡、胃癌、慢性肝炎、慢性胆囊炎等相混淆,合理运用辅助检查很有必要。掌握慢性胃炎的辨病要领,重视其鉴别诊断,详细询问病史,合理运用胃镜、B超、上消化道钡餐透视等辅助检查,是提高慢性胃炎诊断准确率,避免误诊、误治的可靠方法。

（二）审证求因，详加辨证

慢性胃炎的临床表现复杂多样，证型较多，只有抓住其主症，结合兼症，注意各证型之间的鉴别要点，做到审证求因，综合分析，详加辨证，分清标本缓急，辨明标实与本虚的实质所在，找出其临床证型，才能避免辨证上的失误，确立正确的治则和方药。

（三）标本兼顾，谨慎选药

标本兼顾，谨慎地选择药物，找出慢性胃炎患者的发病机制以治其本，针对胃脘饱胀、隐痛、嗳气、纳差、吞酸等的不同情况选择合适的治疗处方，并根据病情的变化随时调整用药，可避免治疗用药的偏差和失误，提高临床疗效。

（四）注意饮食、起居调摄

搞好健康教育，让患者重视自我调养，注意饮食、起居调摄，戒除吸烟、饮酒，保持心情舒畅，养成有规律的生活习惯，以配合治疗，能避免或减少病情反复，促使慢性胃炎顺利康复。

胃食管反流病是指胃、十二指肠内容物反流入食管，引起反酸、烧心等反流症状或组织损害的疾病。部分患者可伴有食管外症状，如咽喉炎、非心源性胸痛、慢性咳嗽等，多数患者有食管黏膜破损（即反流性食管炎）。胃食管反流病是由多种因素造成的消化道动力障碍性疾病，其主要发病机制是抗反流防御机制减弱和反流物对食管黏膜的攻击作用。有相当一部分胃食管反流病患者内镜下可无食管炎的表现，这类胃食管反流病又称为内镜阴性的胃食管反流病或非糜烂性反流病。

胃食管反流病以烧心、反酸、嗳气、胸痛等为主要临床表现，属中医学"嘈杂""吐酸""胃痛""噎膈""胸痛"等病证的范畴。中医认为，胃食管反流病多由于饮食所伤、情志不畅、劳累过度等诸多因素引起的脾胃升降失调，胃气上逆所致。

第二章　胃食管反流病

第一节 临床辨证

一、病因病机

中医认为，胃食管反流病是情志不和、饮食不节等诸因素作用于机体，脏腑功能失调所致。其病在食管，属胃所主。胃失和降，胃气上逆是其基本病机；情志不畅，肝气犯胃是其发病的关键；气机郁滞，郁久化热是其转变的特点；痰阻血瘀是其最终结局。

情志不畅，肝失疏泄，横逆犯胃，气机升降失调；饮食不节，损伤脾胃，湿热蕴结于中；劳累过度，伤及脾胃；脾胃素虚，或久病伤脾，中阳不振，寒热错杂等。以上诸因素均可导致脾胃升降失调，胃气上逆，出现烧心、反酸、嗳气等症状。

二、辨治思路

（一）中医治病有特色，辨证论治是根本

辨证论治是中医认识疾病和治疗疾病的基本原则，是中医学对疾病的一种特殊的研究和处理方法，也是中医的特色和优势。中医治疗疾病，必须抓着辨证论治这一根本所在，做到辨证准确，治法得当，用药合理，方能取得好的临床疗效。胃食管反流病是西医之病名，中医治疗胃食管反流病应做到辨证与辨病相结合，在明确西医诊断的前提下，抓住主症，结合兼症，审证求因，综合分析，详加辨证，辨明中医之证型所在，只有这样才能发挥中医的特色和优势，提高临床疗效。相反，惑于西医诊断，过分依赖检查，丢掉中医的特色和优势，寒热不分，虚实不辨，以西医之病遣中医之药，不仅难以取得满意的疗效，还常造成误诊、误治。

（二）病机归于气上逆，和胃降逆是常法

现代医学认为，胃食管反流病诸多症状的出现是由于胃、十二指肠内容物反流入食管造成的。中医认为，胃失和降、胃气上逆是胃食管反流病的

基本病机，肝胆失于疏泄，脾失健运、胃失和降，胃气上逆，上犯食管，造成胃食管反流病的一系列临床症状。中医治疗胃食管反流病，应抓着胃失和降、胃气上逆这一基本病机所在，从和胃降逆入手，根据其发病机制的侧重点不同，灵活运用和胃降逆之法。肝胃不和者，重在疏肝解郁、和胃降逆；肝胃郁热者，治以疏肝泄热、和胃降逆；胃阴亏虚者，当以养阴益胃、和中降逆；气虚血瘀者，注意益气化瘀、和胃降逆；至于辨证属于寒热错杂者，则宜以辛开苦降、和胃降逆为治则。

（三）脾胃虚弱是基础，健脾和胃没有错

禀赋不足，脾胃虚弱是胃食管反流病的发病基础。脾胃为后天之本，气血生化之源，胃主受纳，脾主运化，脾主升，胃主降，二者相反相成，共同完成饮食物的消化吸收，从而滋养全身。"脾宜升则健，胃宜降则和"，脾气升，则水谷之精微得以输布；胃气降，则水谷及其糟粕才得以下行。"胃以和为贵，脾以运为健"，胃为水谷之海，无物不受，若因饮食不调、起居失常等，损伤脾胃，致使脾胃虚弱，纳运失常，脾之清阳不升，胃之浊阴不降，胃气上逆，不可避免地会出现烧心、反酸、嗳气等症状。治疗胃食管反流病，在重视和胃降逆的同时，还应注意脾胃虚弱这一根本所在，通过健脾和胃来改善脾胃功能，使脾胃运化功能强健以祛除病根。脾胃强健了，脾胃功能协调了，胃失和降、胃气上逆的情况自然而然就纠正了。

（四）饮食情志是诱因，注意调节很重要

饮食不节、情志失调是胃食管反流病的主要诱发因素。胃食管反流病的发生，通常是在脾胃虚弱的基础上，因饮食不节、情志失调，致使脾胃运化功能失常，胃失和降，胃气上逆而发病。在药物治疗的同时，注意饮食调节，保持心情舒畅，是促使胃食管反流病顺利康复，防止病情反复的重要一环。要养成良好的生活习惯，保持规律化的生活起居，做到劳逸结合，保持健康的心态和良好的情绪，避免精神过度紧张，同时要注意戒除吸烟、饮酒，饮食应定时、定量，不暴饮暴食，避免食用产气的食物和进食含气的饮料，少食辛辣、肥腻等刺激性食物，并可根据病情的需要选用适宜的药膳进行调理，以配合治疗。

（五）自觉症状常反复，巩固治疗防反复

胃食管反流病总因脾胃虚弱、胃失和降、胃气上逆而引发，烧心、反酸、嗳气等自觉症状时轻时重，反复发作，其治疗非一朝一夕之功，常常是见效容易而治愈难，因此巩固治疗很重要，是治疗胃食管反流病，防止病情反复的必由之路。胃食管反流病经治疗自觉症状可很快消失，但一时的症状消失并不代表病已经治愈，多数有反复的可能，切不可一见症状消失就盲目停止用药，还应注意再调理一段时间，以使脾胃强健，脾胃功能协调，方能巩固疗效，拔除病根，根治胃食管反流病。

三、辨证要点

胃食管反流病的辨证当以辨寒热、分虚实、找证型为要点。初病多属实证，久病多属虚证或虚实夹杂之证。临床所见肝气犯胃，肝胃不和，日久致肝郁化热当属热证；脾胃虚弱、胃阴不足当属虚证；而寒热错杂、气虚血瘀当属本虚标实之证。

四、辨证论治的思维模式

（一）辨证思维程序

1. 首先详细了解患者的病情，结合相关的检查，进行鉴别诊断，以确立胃食管反流病的诊断，并明确中医之病名。在确立胃食管反流病的诊断时，需借助胃镜、B超等检查手段排除胃、肝、胆、胰及肠道的器质性病变，尤其注意与慢性胃炎、功能性消化不良、消化性溃疡、胃癌、慢性胰腺炎、慢性胆囊炎等疾病相鉴别。

2. 通过进一步分析，找出其发病机制，分辨出其是肝胃不和型、肝胃郁热型、胃阴亏虚型，还是气虚血瘀型、寒热错杂型，并注意其兼证、并见证等。

3. 根据辨证分型之结果，确立相应的治法、方药及用法，以及治疗中需注意的问题。

（二）示范病例

病案 刘某，女，36岁，2019年4月17日就诊。

患者半年前无明显诱因出现胃脘部烧灼样疼痛，痛及胸骨后，伴有反酸、嘈杂、嗳气等，之后时轻时重，常有发作，服用雷贝拉唑胶囊、西咪替丁片、硫糖铝咀嚼片等可缓解一时。2019 年元月 25 日曾在某医院检查彩超、胃镜等，腹部彩超检查未见明显异常，胃镜提示食管下段黏膜充血水肿，伴有中度糜烂，西医诊断为胃食管反流病。近 1 周胃脘部烧灼样疼痛，痛及胸骨后，反酸、嘈杂、嗳气等症状再现，并伴泛吐清水、脘痞纳差、神疲乏力、大便稀溏等，故来我院就诊。查其舌质淡红，舌苔薄白，脉沉细。

第一步：明确中西医诊断。

患者胃脘部烧灼样疼痛，痛及胸骨后，伴有反酸、嘈杂、嗳气等，时轻时重，常有发作。结合胃镜检查结果：食管下段黏膜充血水肿，伴有中度糜烂。西医诊断为胃食管反流病。本次发病上述诸多症状再次出现，西医胃食管反流病的诊断可以确立。在确立胃食管反流病的诊断时，应注意鉴别诊断，排除食管、胃、肝、胆、胰及肠道的器质性病变。根据患者的病史，结合其以胃脘部疼痛、反酸、嘈杂、嗳气为突出表现，中医诊断为胃痛。

第二步：分辨其中医证型。

本次发病患者主要表现为胃脘部烧灼样疼痛，痛及胸骨后，伴反酸、嘈杂、嗳气、泛吐清水、脘痞纳差、神疲乏力、大便稀溏，查舌质淡红，舌苔薄白，脉沉细。患者既有胃脘部烧灼样疼痛、嘈杂之热象存在，又有泛吐清水、大便稀溏之寒象存在，实属寒热错杂之证，中医辨证当属寒热错杂型。

第三步：确立治法、方药及用法。

辨证属寒热错杂型，治当辛开苦降、和胃降逆。方选半夏泻心汤加减。

【处方】半夏 10g，黄连 10g，黄芩 9g，白术 12g，吴茱萸 3g，干姜 9g，煅瓦楞子 15g，陈皮 12g，砂仁 6g，茯苓 15g，枳壳 9g，党参 12g，麦芽 12g，建曲 12g，甘草 6g。

【用法】每日 1 剂，水煎取汁，分早晚 2 次服。

在服用中药治疗的同时，注意情志调节，保持心情舒畅，戒除烟酒，饮食以清淡易消化为宜，忌食肥腻、辛辣、生冷以及容易产气的食物和含气的饮料。

第二节　证治方药

一、肝胃不和型

【主症】烧心，反酸，胸骨后或胃脘部疼痛，胃脘胀闷，连及两胁，胸闷喜叹息，纳呆嗳气，每因情志因素而发作或加重，舌质淡红，苔薄白，脉弦。

【治法】疏肝解郁，和胃降逆。

【方药】柴胡疏肝散加减。

柴胡 12g，川芎 12g，陈皮 12g，香附 10g，枳壳 10g，赤芍 10g，白芍 12g，郁金 10g，黄连 12g，吴茱萸 3g，乌贼骨 15g，延胡索 10g，半夏 9g，麦芽 12g，甘草 6g。

【方解】方中柴胡、香附、陈皮、枳壳、川芎、白芍、赤芍、甘草取柴胡疏肝散之意，以疏肝理气解郁；黄连、吴茱萸取左金丸之意，以和胃降逆；郁金利肝和胃；乌贼骨制酸止痛；延胡索理气止痛；半夏、麦芽降逆和胃；甘草调和诸药。上药合用，共成疏肝解郁、和胃降逆、制酸止痛之剂。

【临证注意】情志失调是引发肝胃不和型胃食管反流病的重要原因，在药物治疗的同时保持良好的情绪，避免精神过度紧张，是提高临床疗效的重要一环。胃食管反流病的发生与不良的生活习惯密切相关，养成良好的生活习惯，戒除烟酒，饮食定时定量，不过饥过饱，少食辛辣肥腻之食物，不仅可预防或减少胃食管反流病的发生，也有助于其治疗和康复。

二、肝胃郁热型

【主症】烧心，反酸，胸骨后或胃脘部烧灼样疼痛，心烦易怒，嘈杂不适，口干口苦，大便秘结，舌质红，苔薄黄，脉弦或弦数。

【治法】疏肝泄热，和胃降逆。

【方药】丹栀逍遥散加减。

丹皮 12g，栀子 12g，枳实 9g，柴胡 10g，陈皮 12g，半夏 9g，茯苓 12g，当归 12g，白术 15g，煅瓦楞子 15g，黄连 10g，桔梗 12g，赤芍 12g，

三七 3g，建曲 12g，甘草 6g。

【方解】方中丹皮、栀子、赤芍、茯苓、白术、柴胡、当归取丹栀逍遥散之意，以疏肝健脾、养血清热；半夏、陈皮、建曲健脾化痰，和胃降逆；枳实理气和中；煅瓦楞子制酸和胃止痛；黄连、桔梗清热调中；三七活血化瘀止痛；甘草调和诸药。诸药配合，具有疏肝健脾、泄热和胃、理气降逆、制酸止痛之功效。

【临证注意】肝胃郁热型胃食管反流病多由肝胃不和型郁久化热而来，其治疗宜在疏肝解郁、和胃降逆的基础上适当加入清泄郁热之品。根据临床表现和发病机制的不同，通常将胃食管反流病分为肝胃不和型、肝胃郁热型、胃阴亏虚型、气虚血瘀型和寒热错杂型 5 种基本证型，不过其病情是在不断变化的，应注意根据病情的变化灵活加减用药，切勿死搬硬套。

三、胃阴亏虚型

【主症】胸骨后或胃脘部隐痛，嘈杂烧心，口干咽燥，五心烦热，消瘦乏力，口渴不欲饮，大便干结，舌质红少津，脉细数。

【治法】养阴益胃，和中降逆。

【方药】一贯煎加减。

生地 12g，沙参 15g，当归 12g，枸杞子 12g，麦冬 12g，白芍 15g，茯苓 12g，陈皮 12g，半夏 9g，竹叶 6g，川楝子 9g，煅瓦楞子 15g，黄连 10g，吴茱萸 3g，麦芽 12g，甘草 6g。

【方解】方中沙参、生地、麦冬、枸杞子、当归、川楝子取一贯煎之意，以滋阴、益胃、疏肝；黄连、吴茱萸取左金丸之意，以和胃降逆；白芍、竹叶养阴清热和胃；茯苓、陈皮、半夏、麦芽健脾和胃降逆；煅瓦楞子制酸和胃止痛；甘草调和诸药。上药合用，共成滋阴清热、健脾益胃、和中降逆、制酸止痛之剂。

【临证注意】胃食管反流病的治疗非一朝一夕之功，常常是见效容易而治愈困难，临证不能急于求成，要缓图以功，即使自觉症状消失，也应再巩固治疗一段时间，以拔除病根，防止再发。中药汤剂是最常用的中药剂型，不过服用不便，待症状病情好转后，宜将中药汤剂改制成散剂或丸剂，以便长期服用，也可根据中医辨证结果之不同选用与之相应的中成药。

四、气虚血瘀型

【主症】胸骨后或胃脘部刺痛，偶有烧心，神疲乏力，气短懒言，食欲不振，形体消瘦，吞咽困难，或有吐血黑便，舌质紫暗或有瘀斑，脉涩。

【治法】益气化瘀，和胃降逆。

【方药】启膈散加减。

黄芪30g，当归12g，陈皮12g，半夏9g，白术15g，浙贝母12g，郁金12g，川芎12g，三七4g，茯苓12g，砂仁5g，瓜蒌12g，沙参15g，建曲12g，山楂12g，甘草6g。

【方解】方中黄芪、白术、茯苓益气健脾；当归养血活血；川芎、三七活血化瘀；陈皮、半夏、砂仁、建曲、山楂、浙贝母、瓜蒌健脾化痰，和胃降逆；郁金清热和中；沙参养阴益胃；甘草调和诸药。上药合用，具有益气健脾、活血化瘀、化痰降逆、和胃调中之功效。

【临证注意】对胃食管反流病患者来说，药物治疗是重要的，自我调养也是不可缺少的，所以在药物治疗的同时，应重视自我调养。要注意改变不良的生活方式，减少导致腹压增高的因素，如便秘、紧束腰带等，晚上卧床抬高床头15~20厘米，避免睡前2小时进食，白天进餐后也不宜立即卧床，并避免食用降低食管下段括约肌张力的食品，如巧克力、咖啡、浓茶等。

五、寒热错杂型

【主症】胸骨后或胃脘部烧心，反酸明显，胃痛隐隐，喜温喜按，空腹痛甚，得食痛减，泛吐清水，脘痞纳差，神疲乏力，手足不温，大便稀溏，舌质红或淡红，苔薄白或黄，脉虚弱。

【治法】辛开苦降，和胃降逆。

【方药】半夏泻心汤加减。

半夏10g，黄连10g，黄芩9g，白术12g，吴茱萸3g，干姜9g，煅瓦楞子15g，陈皮12g，砂仁6g，茯苓15g，枳壳9g，党参12g，麦芽12g，建曲12g，甘草6g。

【方解】方中半夏、黄芩、干姜、党参、黄连、甘草取半夏泻心汤之意，寒热并用、辛开苦降、补气和中；白术、陈皮、茯苓、砂仁、枳壳、麦芽、建曲健脾理气，和胃调中；黄连、吴茱萸取左金丸之意，以和胃降逆；煅瓦楞子制酸和胃止痛；甘草兼能调和众药。诸药配合，寒热并用、辛开苦降、和胃降逆，切中寒热错杂型胃食管反流病之发病机制。

【临证注意】寒热错杂型胃食管反流病在临床中较为多见，其病程多数已长，治疗宜寒热并用、辛开苦降，谨慎调理，缓图以功，单纯应用清热或祛寒之法均与其发病机制不相符合。中西医结合是提高胃食管反流病临床疗效的重要途径，如若在中医辨证治疗的基础上根据病情的不同适当配合西药之促动力药、质子泵抑制剂或 H_2 受体拮抗剂，有助于提高疗效。

第三节 失治误治解析

一、失治误治原因分析

（一）忽视鉴别

胃食管反流病与消化性溃疡、食管癌、胃癌诸疾病在临床表现上有诸多相似之处，而且有时可相伴发生，临证时若不结合辅助检查，忽视鉴别诊断，很容易出现诊断失误。

（二）辨证失误

胃食管反流病有肝胃不和型、肝胃郁热型、胃阴亏虚型以及气虚血瘀型、寒热错杂型诸多证型存在，临证时辨证不细致，虚实不分，或拘泥于临床经验，极易出现辨证失误。

（三）用药失当

不知辨证论治，见病套药，用药失当，盲目应用理气和胃、制酸止痛之药以缓解烧心、反酸、胸骨及胃脘部疼痛等症状，只知治标，不知治本，致使治法和用药失当时有发生。

（四）疏于调养

自我调养在胃食管反流病的治疗康复中占有重要地位，疏于自我调养，生活起居无规律、饮食没节制、长期心情抑郁、吸烟饮酒、嗜食辛辣刺激食物等，也是疗效欠佳的原因。

二、治疗失当病案举例

病案 1 常某，女，44 岁，2005 年 4 月 9 日就诊。

患者烧心、反酸、嗳气、胸骨后疼痛 1 年余，每因情志因素而发作或加重，经查胃镜等诊断为反流性食管炎，经服用奥美拉唑胶囊、逍遥丸，诸症状消失。

初诊： 半月来旧病复发，继服奥美拉唑胶囊、逍遥丸症状不减，患者求医心切，医者欲取速效，加用香砂养胃丸调治。

二诊： 连服 10 天，烧心、反酸稍减，但嗳气更甚，且又出现腹胀脘痞、心烦急躁、大便干结，查其舌质红，苔薄黄，脉弦数。此乃肝胃郁热之证误用化湿和胃、理气健脾之香砂养胃丸，致使郁热更甚所致，急以改弦更方，在继续服用奥美拉唑胶囊的同时，用丹栀逍遥散加减组方，意在疏肝泄热、和胃降逆。

【处方】 牡丹皮 12g，栀子 12g，枳实 9g，柴胡 12g，陈皮 12g，半夏 10g，郁金 10g，茯苓 12g，白术 15g，大黄 6g，赤芍 12g，煅瓦楞子 18g，黄连 6g，桔梗 12g，建曲 12g，甘草 6g。

每日 1 剂，水煎服，并嘱患者调畅情志，忌食辛辣、油煎、烧烤等刺激性食物。

三诊： 连服中药 8 剂，复诊时患者腹胀脘痞、心烦急躁消失，大便顺畅，烧心、反酸、嗳气诸症状减轻。继以上方加减调治 2 周，自觉症状完全消失。

（胃肠病中医验案点评与误案分析. 人民军医出版社，2010）

分析： 此为治法、用药失当，症情已变却固守旧法不变。尽管反流性食管炎通常以烧心、反酸、嗳气、胸骨后疼痛为主要临床表现，但其发病机制和临床证型是复杂多变的，如肝胃不和可演变为肝胃郁热，久之也可呈胃阴亏虚以及气虚血瘀、寒热错杂等，其症情时时都在变化，此症非彼症，原来有效的治法也不一定切合今症，重点在于辨证论治，有是症用是法，不可拘泥不变，否则易出现误诊、误治。此例患者初治时是典型的肝胃不和证，用疏肝健脾和胃之逍遥丸配合奥美拉唑治疗，药证相符，故效果良好。旧病复发只是一种表象，从中医辨证的角度不一定还是原来的发病机制，故再诊时不加辨证的使用原来的治法和药物难免出现差错，不仅没有取得应有的治疗效果，反而因误用化湿和胃、理气健脾之香砂养胃丸致使郁热更甚。之后根据辨证以疏肝泄热、和胃降逆为治法，方选丹栀逍遥散加减，切中其发病机制，故而疗效满意。

病案2　龚某，男，42岁，2006年11月5日就诊。

患者胃脘部灼热、反酸、咳嗽、胸骨后疼痛3年余，每因情志因素而发作或加重，曾在数家医院诊治，经查胃镜等诊断为反流性食管炎，经常用服奥美拉唑胶囊以缓解症状。近10天来胃脘部灼热、反酸、咳嗽、胸骨后疼痛再现并加重，虽自服奥美拉唑胶囊，其症状不减。

初诊：患者胃脘部灼热疼痛，痛及胸骨后，反酸嘈杂，咳嗽咽痛，心烦易怒，纳呆嗳气，胸闷喜叹息，泛吐清水，大便稀溏，查舌质淡红，苔薄白，脉细弦。辨为肝胃不和，郁而化热所致，以疏肝泄热、和胃降逆为治法，方选丹栀逍遥散加减。

二诊：服药1周，诸症未减，并出现神疲乏力、腹泻腹痛、手足不温等，查舌脉同前。此乃脾胃虚弱，寒热错杂，治宜健脾益胃，辛开苦降，和中降逆，方选香砂六君子汤合半夏泻心汤加减。

【处方】党参15g，白术15g，茯苓15g，木香6g，砂仁6g，半夏12g，黄连9g，吴茱萸6g，郁金10g，柴胡10g，山药15g，干姜6g，煅瓦楞子18g，陈皮12g，建曲12g，甘草6g，大枣6枚。每日1剂，水煎服。

服药3剂，泛吐清水、腹泻腹痛消失，反酸嘈杂、咳嗽、嗳气有所减轻，纳食增加，守方加减继续调治。

三诊：10天后再诊，患者自述除仍时有胃脘部灼热、反酸嘈杂外，别无不适。

【处方】宗上方适当加入乌贼骨、蒲公英、浙贝母等药，再服3周，诸症悉除。

之后将上药用量适当增减，制成散剂，每次10g，每日2次，用温开水送服，坚持服用1个月，以巩固之。半年后随访，未见复发。

（李合国提供）

分析：此为辨病、辨证失当，脾胃虚弱、寒热错杂误诊为肝胃不和、郁而化热。胃食管反流病初期，中医辨证属肝胃不和者居多，日久则常肝郁化热而出现肝胃郁热证，但脾胃虚弱、寒热错杂者也不鲜见，因寒热错杂既有热的指征，又有寒的表现，同时还常有肝郁的征象，故若辨证不慎，极易造成误诊、误治。此例患者发病之初胃脘部灼热、反酸、咳嗽、胸骨后疼痛，每因情志因素而发作或加重，说明是肝胃不和，之后出现心烦易怒、纳呆嗳气、胸闷喜叹息，很像肝胃郁热，医生据此辨为肝胃不和、郁而化热所致，以疏肝泄热、和胃降逆为治法，然药后诸症未减，并出现神疲乏力、腹泻腹痛、手足不温，说明药不对证。究其原因是忽视了患者泛吐清水、大便稀溏、舌质淡红、苔薄白等脾胃虚寒之征，将脾胃虚弱、寒热错杂之证误诊为肝胃不和、郁而化热，之后仔细分析，辨为脾胃虚弱、寒热错杂，以健脾益胃、辛开苦降、和中降逆为治法，方选香砂六君子汤合半夏泻心汤加减，患者逐渐好转康复。若临证时能对四诊收集的资料全面考虑，综合分析，并注意类似证型的鉴别，则误诊、误治不难避免。

病案3 张某，女，36岁，2007年5月13日就诊。

患者平素性情抑郁，患反流性食管炎、胃溃疡数年，烧心、反酸、胃脘及胸骨后疼痛反复发作，经常服用法莫替丁片以缓解症状。1周前烧心、反酸、胃脘及胸骨后疼痛再现，伴发嗳气、嘈杂等，再服法莫替丁症状不减，因听说西药有不良反应，要求服中成药治疗。

患者烧心，反酸，胃脘及胸骨后疼痛，胃脘胀闷，痛连两胁，胸闷喜叹息，纳呆嗳气，每因情志因素而加重。前医按反流性食管炎、胃溃疡治疗，考虑胃酸过多，给予具有控制胃酸、治疗消化性溃疡的中成药暖胃舒乐片、海洋胃药治疗。服药1周，烧心、反酸、胃脘及胸骨后疼痛不减，嗳气、嘈杂反而加重，并出现心烦易怒、口干口苦、大便秘结，今邀再诊。

初诊：患者烧心，反酸，胃脘及胸骨后烧灼样疼痛，心烦易怒，嘈杂不适，口干口苦，大便秘结，查舌质红，苔薄黄，脉弦数。据此征象，仍为肝胃郁热之证，嘱停服暖胃舒乐片、海洋胃药，给予具有疏肝泄热、和胃降逆作用的丹栀逍遥散加减治疗。

【处方】丹皮12g，栀子12g，大黄6g，赤芍12g，煅瓦楞子18g，黄连6g，黄芩9g，柴胡12g，陈皮12g，半夏10g，郁金10g，茯苓12g，白术15g，车前子12g，建曲12g，甘草6g。每日1剂，水煎服。

服药6剂，患者自觉舒适，心烦急躁消失，大便顺畅，烧心、反酸、胃脘及胸骨后烧灼样疼痛减轻，药已中病。如是守上方加减继续服用18剂，患者自觉症状消失。

（胃肠病中医验案点评与误案分析. 人民军医出版社，2010）

分析：此为治法、用药失误，肝胃郁热证误用具有温中补虚、调和肝胃、行气活血、止痛生肌作用的暖胃舒乐片和具有益气健脾、温中止痛作用的海洋胃药。辨证论治是中医治疗疾病的基本原则，应用中成药也应以辨证论治为前提，否则不仅难以取得好的疗效，也易于出现治疗失误。本例患者前医违背中医辨证论治之原则，辨西医之病而用中医之药，一见反流性食管炎、胃溃疡，就给予具有控制胃酸、治疗消化性溃疡的中成药暖胃舒乐片、海洋胃药治疗，殊不知此例患者根据中医辨证属肝胃郁热证，应以疏肝泄热、和胃降逆为治法，而暖胃舒乐片具有温中补虚、调和肝胃、行气活血、止痛生肌的作用，海洋胃药具有益气健脾、温中止痛的作用，药证不符，怎能有效？如若临证能遵循中医辨证论治之原则，谨守病机，恰当选用治法方法，则可避免误治发生。

三、避免失治误治方法

（一）注意鉴别诊断

虽然胃食管反流病的症状有其特点，临床上仍应注意与其他病因的食管炎、消化性溃疡、各种原因的消化不良、胆道疾病以及食管动力疾病等相鉴别，比如早期食管癌与胃食管反流病的症状就有诸多相似之处，注意鉴别诊断，合理运用胃镜、X线上消化道钡餐透视等辅助检查很有必要。

（二）做到辨证准确

尽管胃食管反流病以烧心、反酸、嗳气、胸痛等为主要临床症状，但具体到每一位患者，其表现差异很大，只有抓着其主症，结合兼症，做到审证求因，综合分析，详加辨证，辨明标本虚实的实质所在，找出其临床证型，做到辨证准确，才能避免辨证上的失误，确立正确的治则和方药。

（三）谨慎选方用药

胃食管反流病由脾胃升降失调，胃气上逆所致，所以健脾和胃降逆是其总的治疗法则。在此基础上，宜辨证论治，标本兼顾，灵活变通，谨慎选方用药。临床应找出胃食管反流病的发病机制以治其本，针对烧心、反酸、嗳气、胸痛等以缓解之，并随病情的变化及时调整用药，方可避免治法、用药失误。

（四）重视饮食调养

饮食不节易于诱发或加重胃食管反流病，重视饮食调养是胃食管反流病得以顺利康复的重要条件。应戒除饮酒，饮食定时定量，不要过饥或过饱，忌食辛辣、油煎、烧烤等刺激性食物，避免食用降低食管下段括约肌张力的食品，如巧克力、咖啡等，白天进餐后不宜立即卧床，以减少反流。

神经性呕吐又称心因性呕吐、功能性呕吐，以反复发作的呕吐为特征，是一种自发或故意诱发反复呕吐的心理障碍。女性比男性多见，以胃肠功能紊乱为主，无器质性病变。其发生常与心理社会因素有关，通常在紧张、心情不愉快、内心冲突等情况下发生。部分患者有害怕发胖和减轻体重的想法，但由于总的进食量不减少，所以体重无明显减轻；部分患者具有癔症性人格，表现为以自我为中心、好表演、易受暗示等。

神经性呕吐主要表现为进食后不久发生呕吐，呕吐量不多，呕吐不费力，且不影响食量和食欲，常在呕吐后即可进食，属中医学"呕吐"的范畴。《圣济总录》中说："呕吐者，胃气上而不下也。"中医认为，外感六淫、内伤七情以及饮食不节、劳倦过度等，均可损伤脾胃，致使胃失和降，胃气上逆而发生呕吐。

第三章　神经性呕吐

第一节 临床辨证

一、病因病机

呕吐的基本病机是胃失和降，胃气上逆。其病位主在胃，与肝、脾相关。胃气之和降，有赖于脾气的升清运化以及肝气的疏泄条达，若脾失健运，则胃气失和，升降失职；肝失疏泄，则气机逆乱，胃失和降，均可引起呕吐。呕吐可分为虚实两大类，实者由外邪、饮食、痰饮、郁气等邪气犯胃，致使胃失和降，气逆而发；虚者由气虚、阳虚、阴虚等正气不足，使胃失温养、濡润，胃虚不降所致。

引起呕吐的原因是多方面的，①外邪犯胃：风、寒、暑、湿之邪以及秽浊之气，侵犯胃腑，以致胃失和降，水谷随气上逆，发生呕吐。正如《古今医统·呕吐哕门》中所说："卒然而呕吐，定是邪客胃腑，在长夏暑邪所干，在秋冬风寒所犯。"②内伤饮食：饮食过多，或过食生冷、油腻、不洁食物，皆可伤胃滞脾，而致食停不化，胃气不能下行，上逆而为呕吐。③情志失调：恼怒伤肝，肝失条达，横逆犯胃，胃气上逆；或忧思伤脾，脾失健运，食停难化，导致胃失和降，发生呕吐。④脾胃虚弱：劳倦太过，耗伤中气，或久病中阳不振，脾虚不能承受水谷，水谷精微不能化生气血，以致寒浊中阻而呕吐，或聚而成饮、成痰，积于胃中，饮邪上逆，发生呕吐。亦有因胃阴不足，失其润降引起呕吐者。不同病因常相互影响，兼杂致病，如外邪以致脾伤、气滞以致食停、脾虚以致成饮等。

二、辨治思路

（一）呕吐证型比较多，找准证型巧用药

神经性呕吐的发生虽然总可归于胃失和降，胃气上逆，但具体发生原因是多方面的。其证型有多种，既有虚证，又有实证，既有寒证，又有热证，同时还有虚实夹杂、寒热错杂之证，临证时应辨明其寒热虚实，找准证型，巧妙用药。

根据神经性呕吐发病机制和临床表现的不同，中医通常将其分为外邪犯胃型、饮食停滞型、痰饮内阻型、肝气犯胃型、脾胃虚弱型以及胃阴不足型六种基本证型，治疗方法各不一样。临证首先要四诊合参，详审病情，找出证型，之后根据不同的证型，确立相应的治疗方法。外邪犯胃型当以疏邪解表、和胃降逆为治法；饮食停滞型应以消食化滞、和胃降逆为原则；痰饮内阻型则应温化痰饮、和胃降逆；肝气犯胃者则当疏肝理气、和胃止呕；脾胃虚弱者应当益气健脾、和胃降逆；至于胃阴不足型则应采取滋养胃阴、降逆止呕之法治之。

（二）病机归于气上逆，辛开苦降是常法

临床神经性呕吐并非为单一因素所致，常有气滞与胃热同现、气虚与食滞并存、阴亏与湿热兼见等，辨证时不能拘泥于某一固定证型，而应把握其疾病发展的基本特征。胃失和降、胃气上逆贯穿于神经性呕吐病变的始终，无论辨证还是施治，都应牢牢把握这一基本点。病机归于气逆，辛开苦降是常法，中医治疗神经性呕吐，应从和胃降逆入手，选用辛开苦降之法，根据不同证型患者发病机制的侧重点不同，灵活运用辛开苦降之法，恰当选方用药，使脏腑功能恢复正常，上逆之气得以平复，则呕吐自可逐渐停止。

辛开苦降法是指利用药物的性味特性来调整人体气机病变。"辛可通阳，苦能清降""苦寒能清热除湿，辛通能开气宣浊"。辛味药物多有行气、开结之用，苦味药物多有沉降、通下之用。神经性呕吐通过辛开苦降之法治之，可使胃腑调和，胃气顺畅，则呕吐可止。在辛开苦降之法的具体运用中，以左金丸以及《伤寒论》泻心汤系列作为代表方，前者多用于肝气犯胃之反酸呕吐，后者多用于痞满呕吐。吴茱萸、姜半夏、紫苏叶之类辛热药多取其开结之用，黄芩、黄连之类清热药多取其苦降之用，目的就是分借其开散和泄降之性，解除胃气痞结不通之势，使胃气得以开降。当然，辛开苦降之法用药辛热苦寒，虽然和胃降逆的功效不错，但若使用不当容易导致胃气受损，所以在使用辛开苦降之法时，用药还需注意调养脾胃，以健脾和胃、扶正祛邪。

（三）肝胃不和很常见，疏肝和胃是关键

肝主疏泄，它直接关系着人体气机升降出入的调畅。只有在肝之疏泄功能正常，脾气上升、胃气和降的情况下，清气才得以上升，浊气才得以下

降，水谷精微才能输布全身，残余糟粕才能下传大肠排出体外，所以说肝的疏泄正常是保持脾胃正常消化功能的重要条件。情志因素是引发神经性呕吐的重要原因之一，生气恼怒，情志不畅，肝气郁而不达，或气滞横逆犯脾，均可影响脾胃纳运，形成呕吐、嗳气、脘胁胀痛等肝气犯胃之证。又由于脾胃互为表里，因此肝气犯胃往往兼有腹胀、大便不爽等肝气犯脾、肝郁脾虚之表现。

肝气犯胃，肝胃不和是神经性呕吐最常见的一种证型，对此类患者，疏肝和胃是治疗的关键所在，肝气得疏，胃气调和，则呕吐自止。疏肝和胃是指以疏肝理气之药物来疏通犯胃之肝气，在用药的选择上，当以开郁行气为主，如青皮、柴胡、木香、郁金之类，但疏肝理气的药物大多香燥，用时不可过量、久服。在使用疏肝理气药物的同时，还应适当加入柔肝养阴之品，如炒白芍。当然，在疏肝理气的基础上，还应注意调补脾胃功能，配合应用炒白术、茯苓、建曲、炒麦芽、炒枳壳之类，以加快脾胃功能的恢复，有助于提高疗效。

（四）脾胃虚弱是基础，健脾和胃没有错

《素问·灵兰秘典论》中说："脾胃者，仓廪之官，五味出焉。"从中医角度来说，脾胃是一个系统，脾和胃是密不可分的。脾胃为后天之本，气血生化之源，脾属阴，是脏，胃属阳，是腑，脾主运化，胃主受纳，脾主升清，胃主降浊，脾与胃通过经脉相互络属而构成表里关系，二者相辅相成，共同完成饮食物的消化吸收，从而滋养全身。"胃以和为贵，脾以运为健"，胃为水谷之海，无物不受，若因饮食不调、思虑劳倦、起居失常等，损伤脾胃，致使脾胃虚弱，影响胃的受纳和脾的运化功能，纳运失常，脾之清阳不升，胃之浊阴不降，脾胃不和，胃气上逆，不仅吃进去的食物不能顺利消化吸收，不可避免地还会出现呕吐。"正气存内，邪不可干，邪之所凑，其气必虚"。脾胃虚弱是基础，健脾和胃没有错，禀赋不足，脾胃虚弱是神经性呕吐的发病基础，治疗神经性呕吐，必须重视脾胃虚弱的存在，始终注意健脾益气和胃，改善脾胃功能。运用健脾和胃之法治疗神经性呕吐没有错，健脾和胃应贯穿于神经性呕吐治疗的始终。

（五）饮食情志是诱因，治疗切记祛诱因

饮食不节、情志失调、精神紧张是神经性呕吐的主要诱发因素。神经性

呕吐的发生，通常是在脾胃虚弱的基础上，因饮食不节、精神紧张、情志失调，致使脾胃运化功能失常，胃失和降，胃气上逆而发病。因此，治疗神经性呕吐，在药物治疗的同时，必须重视饮食调节，保持健康的心态和良好的情绪，避免生气、恼怒、精神紧张等。饮食应定时定量，不暴饮暴食，避免食用产气的食物和进食含气的饮料，少食生冷、辛辣、肥腻等刺激性食物，戒除吸烟、饮酒，并可根据病情的需要选用适宜的药膳进行调理。要养成良好的生活习惯，保持规律化的生活起居，做到劳逸结合，避免生气、恼怒和精神过度紧张，做到天天都有好的心情。

三、辨证要点

神经性呕吐的辨证，当以辨实呕与虚呕、辨呕吐物为要点。实证呕吐，多因外邪、饮食、七情所致，发病急骤，病程较短，呕吐量多，呕吐物多酸腐臭秽，或有表证，脉实有力；虚证呕吐，常为脾胃运化功能减退，脾胃虚寒、胃阴不足而成，起病缓慢，病程较长，呕而无力，时作时止，吐物不多，酸臭不甚，常伴有精神萎靡、倦怠乏力、脉弱无力。呕吐物的性质常反映病变的寒热虚实、病变的脏腑等，所以临证时应仔细询问，甚至亲自观察呕吐物。如酸腐难闻，多为食积内腐；黄水味苦，多为胆热犯胃；酸水绿水，多为肝气犯胃；痰浊涎沫，多为痰饮中阻；泛吐清水，多属胃中虚寒；黏沫量少，多属胃阴不足。

四、辨证论治的思维模式

（一）辨证思维程序

1. 首先详细了解患者的病情，结合相关的检查，进行鉴别诊断，以确立神经性呕吐的诊断，明确中医之病名。在确立神经性呕吐的诊断时，需借助胃镜、彩超、血液生化等辅助检查，排除器质性病变，尤其要注意与胃食管反流病、慢性胃炎、胆囊炎等疾病相鉴别。

2. 通过进一步分析，找出其发病机制，分辨出其是外邪犯胃型、饮食停滞型、痰饮内阻型、肝气犯胃型，还是脾胃虚弱型、胃阴不足型，并注意其兼证、并见证等。

3. 根据辨证分型之结果，确立相应的治法、方药及用法。

（二）示范病例

病案 周某，女，24 岁，2018 年 3 月 29 日就诊。

患者性格内向，平时好生闷气，3 个月前与单位同事吵架后自感胃脘部胀满不适，进食午餐后片刻即想呕吐，之后呕吐时常发作，曾在医院就诊，经钡餐透视检查、电子胃镜检查等，均未发现明显异常，诊断为神经性呕吐，经常服用莫沙必利片、保和丸、逍遥丸等以缓解症状。1 周来呕吐再现并加重，虽再服上述药物症状不减。就诊时患者胃脘部痞闷不适，食后即想呕吐，呕吐物为清水痰涎，同时伴有不思饮食、头晕心悸，查舌质淡，苔白腻，脉滑，心电图、腹部彩超、肝肾功能等检查均未见明显异常。

第一步：明确中西医诊断。

患者发病缘于与单位同事吵架，之后呕吐时常发作，至今已 3 年，曾在医院就诊，经钡餐透视检查、电子胃镜检查等，均未发现明显异常，诊断为神经性呕吐。本次发病仍以呕吐为突出表现，其他伴随症状也与之前呕吐发病时基本一样，检查心电图、腹部彩超、肝肾功能等也均未见明显异常，神经性呕吐的诊断可以确立。在确立神经性呕吐的诊断时，应借助辅助检查排除器质性病变，注意与胃食管反流病、慢性胃炎、胆囊炎等疾病相鉴别。根据患者的病史，结合其以呕吐为突出表现，中医诊断为呕吐。

第二步：分辨其中医证型。

根据神经性呕吐发病机制和临床表现的不同，中医通常将其分为外邪犯胃型、饮食停滞型、痰饮内阻型、肝气犯胃型、脾胃虚弱型以及胃阴不足型六种基本证型。本例患者主要表现为胃脘部痞闷不适，食后即想呕吐，呕吐物为清水痰涎，同时伴有不思饮食、头晕心悸，查舌质淡，苔白腻，脉滑。一派痰饮内阻之征象，中医辨证当属痰饮内阻型神经性呕吐。

第三步：确立治法、方药及用法。

辨证属痰饮内阻型，治当温化痰饮、和胃降逆。方选小半夏汤合苓桂术甘汤加减。

【处方】党参 12g，半夏 10g，茯苓 15g，桂枝 6g，炒白术 15g，厚朴 12g，砂仁 9g，苍术 15g，陈皮 12g，建曲 9g，麦芽 10g，生姜 12g，甘草 6g。

【用法】每日 1 剂，水煎取汁，分早晚 2 次温服。

在服用中药治疗的同时，注意情志调节，保持心情舒畅，避免受寒着凉，重视饮食调养，以温软为宜，忌食生冷、肥腻、辛辣、腥臊之品。

第二节 证治方药

一、外邪犯胃型

【主症】起病较急，突然呕吐，可伴有发热恶寒，头身疼痛，胸脘满闷，不思饮食，舌质淡，苔白或白腻，脉濡缓。

【治法】疏邪解表，和胃降逆。

【方药】藿香正气散加减。

藿香 12g，紫苏叶 10g，厚朴 12g，半夏 12g，陈皮 12g，大腹皮 12g，建曲 15g，麦芽 15g，白术 12g，茯苓 15g，柴胡 10 g，荆芥 12g，甘草 6g。

【方解】方中藿香、紫苏叶、柴胡、荆芥疏邪解表，芳香化浊；厚朴理气除满；白术、茯苓、甘草健脾化湿；陈皮、半夏、大腹皮和胃降逆；建曲、麦芽消积导滞；甘草兼能调和诸药。上药配合，共成疏邪解表、健脾化湿、消积导滞、和胃降逆之剂，切中外邪犯胃型神经性呕吐的发病机制。

【临证注意】外邪犯胃型是神经性呕吐最常见的证型之一，此型患者多因外受风寒之邪，或夏令暑湿秽浊之气，内扰胃腑，浊气上逆而引发，其治疗应从祛外邪、和胃腑、降逆气入手，使外邪祛、胃腑和，脾胃的升降功能恢复正常，则呕吐自可消除。

养成良好的生活习惯，根据天气的变化及时增减衣服，以防受寒着凉，饮食上尽量少吃生冷、肥腻之食物，避免食用有异味的食物，不仅可预防外邪犯胃型神经性呕吐的发生，也有利于其治疗和康复。

二、饮食停滞型

【主症】呕吐酸腐，脘腹胀满，嗳气厌食，得食愈甚，吐后为快，大便溏薄或秘结，气味秽臭，舌质淡红，舌苔厚腻，脉滑实。

【治法】消食化滞，和胃降逆。

【方药】保和丸加减。

陈皮 12g，半夏 12g，茯苓 15g，建曲 20g，麦芽 15g，焦山楂 15g，莱

菔子 12g，连翘 15g，白术 15g，炒枳壳 12g，厚朴 12g，甘草 6g。

【方解】方中陈皮、半夏、茯苓、焦山楂、莱菔子、连翘、建曲取保和丸之意，以消食导滞和胃；白术健脾益气化湿；厚朴、炒枳壳理气除满消胀；建曲增强助消化之力；甘草调和诸药。上药合用，具有很好的消食化滞、和胃降逆之功效，组成治疗饮食停滞型神经性呕吐的平和之剂。

【临证注意】辨证论治是中医的特色和优势，中医治疗神经性呕吐切不可辨西医之病而套中医之药，不加分析地单纯见吐止吐，应根据病情的不同，辨证论治，方能取得好的疗效。

饮食停滞型神经性呕吐发生的根本原因在于饮食不节，伤及脾胃，胃失和降。节制饮食，饮食定时定量，不暴饮暴食，不仅可避免饮食停滞型神经性呕吐的发生，也是促使其顺利康复，避免病情反复的重要因素。

三、痰饮内阻型

【主症】胃脘部痞闷不适，食后即想呕吐，呕吐物多为清水痰涎，同时伴有不思饮食，头晕心悸，舌质淡，苔白腻，脉滑。

【治法】温化痰饮，和胃降逆。

【方药】小半夏汤合苓桂术甘汤加减。

茯苓 15g，半夏 10g，陈皮 12g，桂枝 9g，白术 15g，厚朴 12g，建曲 15g，砂仁 6g，白豆蔻 9g，天麻 10g，生姜 3 片，大枣 5 枚，甘草 6g。

【方解】方中生姜、半夏和胃降逆；茯苓、桂枝、白术、甘草温脾化饮；陈皮、厚朴行气除满；砂仁、白豆蔻开胃醒脾；建曲健胃消食；天麻、半夏、白术取半夏白术天麻汤之意，以健脾祛湿定眩；更用大枣益气补虚和中；甘草兼能调和诸药。上药合用，共成温化痰饮、和胃降逆之剂。

【临证注意】虽然痰饮内阻型患者以痰饮内阻为主要病机，但也不可过用温燥之品，以防助阳生火，变生他证。要注意根据病情的变化及时调整用药，对痰郁化热者可适当加入清热化痰之品。

以临床所见，痰饮内阻型患者痰饮解除之后，多呈现一派脾胃虚弱之象，其治法、用药宜及时调整，改为益气健脾、和胃降逆。在药物治疗的同时，注意饮食调养，配合以具有益气健脾、和胃降逆作用的食疗方，可提高疗效。

四、肝气犯胃型

【主症】呕吐吞酸，嗳气频作，胸胁胀满，烦闷不舒，每因情志因素而呕吐吞酸更甚，舌边红，苔薄腻，脉弦。

【治法】疏肝理气，和胃止呕。

【方药】四逆散合半夏厚朴汤加减。

柴胡 10g，炒枳壳 12g，炒白芍 10g，厚朴 12g，紫苏叶 10g，半夏 12g，陈皮 12g，茯苓 15g，黄连 8g，吴茱萸 3g，麦芽 15g，建曲 15g，生姜 3 片，甘草 6g。

【方解】方中柴胡、炒枳壳、炒白芍疏肝理气；厚朴、紫苏叶行气开郁；半夏、陈皮、茯苓、生姜、甘草和胃降逆止呕；黄连、吴茱萸辛开苦降以止呕；更用麦芽、建曲健胃消食；甘草兼能调和诸药。诸药配合，具有疏肝理气、和胃止呕之功效。

【临证注意】肝郁气滞势必横逆脾胃，肝气犯胃型神经性呕吐患者常有脾胃虚弱的情况存在，所以治疗时常将疏肝理气与健脾和胃相结合，在疏肝理气的同时多配有半夏、陈皮、茯苓、建曲、麦芽等健脾和胃之药。

肝气犯胃型神经性呕吐患者每因生气、恼怒等情志因素致使病情反复或加重，在服药治疗的同时注意调节情志，保持心情舒畅，有助于其治疗和康复。

五、脾胃虚弱型

【主症】饮食稍有不慎，即易呕吐，时作时止，胃纳不佳，食入难化，脘腹痞闷，口淡不渴，面色㿠白，倦怠乏力，大便溏薄，舌质淡，苔薄白，脉濡弱。

【治法】益气健脾，和胃降逆。

【方药】香砂六君子汤加减。

党参 12g，炒白术 15g，茯苓 15g，木香 9g，砂仁 9g，半夏 12g，陈皮 12g，建曲 20g，麦芽 15g，紫苏叶 10g，厚朴 12g，大枣 6 枚，甘草 6g。

【方解】方中党参、炒白术、茯苓、甘草健脾益气；砂仁、木香理气和中；半夏、陈皮和胃降逆；厚朴、紫苏叶行气开郁消痞；麦芽、建曲健胃消食和中；大枣益气补虚和中；甘草兼能调和诸药。上药合用，共成益气健脾、和胃降逆之剂。

【临证注意】胃主受纳，脾主运化，若脾胃虚弱，纳运失常，导致胃失和降，胃气上逆，不可避免地会出现呕吐。脾胃虚弱是神经性呕吐的发病基础，脾胃虚弱型是神经性呕吐最常见的证型之一，治疗神经性呕吐必须重视脾胃虚弱的存在，注意运用益气健脾、和胃降逆之法。

仔细观察不难发现，在外邪犯胃型、饮食停滞型、痰饮内阻型、肝气犯胃型以及脾胃虚弱型诸证型神经性呕吐的治疗中（包括后面介绍的胃阴不足型神经性呕吐的治疗），尽管证型并不一样，治疗法则也各有差异，但用药都少不了陈皮、半夏、茯苓、建曲、麦芽之属，这是因为治疗神经性呕吐不管其属于何种证型，调理脾胃、健胃消食、和胃降逆都是必不可少的，只不过治疗用药的侧重点各不一样罢了。

六、胃阴不足型

【主症】呕吐反复发作，但呕吐量不多，或仅唾涎沫，时作干呕，口燥咽干，胃中嘈杂，似饥而不欲食，舌质红少津，脉细数。

【治法】滋养胃阴，降逆止呕。

【方药】麦门冬汤加减。

党参 20g，沙参 10g，麦冬 10g，半夏 12g，陈皮 10g，石斛 10g，竹茹 12g，建曲 12g，麦芽 9g，茯苓 10g，白芍 15g，大枣 6 枚，甘草 6g。

【方解】方中党参、沙参、麦冬、石斛、白芍、甘草益气滋阴，滋养胃阴；竹茹清热和中，降逆止呕；半夏、陈皮、茯苓健脾和胃，降逆止呕；麦芽、建曲健胃消食，化滞和中；大枣益气补虚，甘润和中；甘草兼能调和诸药。上药合用，共成滋养胃阴、降逆止呕之剂，适用于胃阴不足型神经性呕吐。

【临证注意】胃阴不足型神经性呕吐以胃阴亏虚为主要发病机制，在用药的选择上应尽量避免使用辛燥温热之品，以防再伤阴液，化燥生火。由于滋养阴液之药易于碍胃，所以在用药时还应注意保护脾胃之运化功能，注意配合使用陈皮、半夏、茯苓、建曲、麦芽之属，以避免阴液恢复而脾胃损伤的情况发生。

饮食调理在胃阴不足型神经性呕吐的治疗中占有重要地位，在饮食的选择上，宜吃清淡易于消化之食物，忌食辛辣、肥腻之品，可适当多吃些豆腐、黄瓜、小白菜、百合等具有滋阴清热作用的食物，同时还要注意戒除饮酒。

第三节　失治误治解析

一、失治误治原因分析

（一）审证不详，辨证失误

尽管神经性呕吐都以反复发作的呕吐为特征，但不同患者的发病机制和临床表现是各不一样的，有外邪犯胃型、饮食停滞型、痰饮内阻型、肝气犯胃型、脾胃虚弱型以及胃阴不足型等，并常有兼夹证、并见证，如果临证时审证不详，辨证不精，或拘泥于临床经验，或只注意临床常见的证型而忽视其兼证和并见证，很容易出现辨证失误。在临床中四诊不详，辨证不细，拘泥于临床经验，一见胃脘部痞闷不适就认为是肝气犯胃、一见饮食减少就认为是脾胃虚弱者，不是大有人在吗？这样难免不出现失误。

（二）见病套药，盲目止呕

神经性呕吐发生的基本病机在于胃失和降，胃气上逆，和胃降逆止呕是其常用的治疗法则之一，所以有相当一部分医生见病套药，盲目止呕，把和胃降逆止呕当成治疗神经性呕吐的法宝，似乎不用和胃降逆止呕之剂就不算是治疗神经性呕吐。殊不知引起神经性呕吐的原因是多方面的，其治疗方法也是各不一样的，和胃降逆止呕只是其中的一个方面，需要与其他治疗方法配合应用，方能取得好的疗效，比如外邪犯胃者当以疏邪解表、和胃降逆为治法；饮食停滞者应以消食化滞、和胃降逆为原则；痰饮内阻者应以温化痰饮、和胃降逆为治则；而肝气犯胃者当以疏肝理气、和胃止呕为治法等。

（三）轻信偏方，自作主张

神经性呕吐算不上什么大病，但反复发作，让人烦恼。在长期的临床实践中，人们总结有众多调治呕吐的偏方，日常生活中人们也有采用偏方治疗呕吐的习惯，不过尽管有许多治疗呕吐的偏方，但至今仍没有哪一个偏方一用就能彻底治好所有的呕吐，偏方也有其不同的适用范围，所以应用偏方一定要慎重。有的神经性呕吐患者轻信偏方的作用，不找医生诊治，自作主张应用偏方调治，这样很容易出现失误。

（四）疏于配合，失于调养

对神经性呕吐患者来说，自我调养与药物治疗同等重要。患者不遵医嘱，疏于配合，失于调养，生活起居无规律，精神紧张，饮酒，嗜食肥腻、辛辣等，常使病情反复，不利于神经性呕吐的治疗和康复。在临床中，因饮食不注意、生气、饮酒等致使病情反复者，时常可以见到。

二、治疗失当病案举例

病案 1 冯某，女，28 岁，2010 年 11 月 9 日就诊。

患者患神经性呕吐已 2 年，主要表现为进食后不久即发生呕吐，常因生气或饮食不慎发作，每次发病医生都是给予香砂养胃丸、维生素 B_6 治疗，效果不错。本次发病缘于生吃 1 根黄瓜，呕吐较之前明显加重，每餐进食后必吐，呕吐量不多，胃中嘈杂，似饥而不欲食，医生诊为神经性呕吐，仍给予香砂养胃丸、维生素 B_6 治疗。服药 3 天，上述症状不减，反而又出现口燥咽干。

初诊：患者呕吐反复发作，每餐进食后必吐，呕吐量不多，口燥咽干，胃中嘈杂，似饥而不欲食，查舌质红少津，脉细数。此乃胃阴不足所致的神经性呕吐，治以滋养胃阴、降逆止呕，方选麦门冬汤加减。

【处方】党参 20g，沙参 10g，麦冬 10g，石斛 10g，竹茹 12g，建曲 12g，麦芽 9g，茯苓 10g，半夏 12g，陈皮 10g，白芍 15g，大枣 6 枚，甘草 6g。

取 5 剂，每日 1 剂，水煎服。同时嘱患者保持心情舒畅，注意饮食调理。

服药 2 剂，呕吐明显减轻，连服 5 剂，已经 3 天没有再呕吐，口燥咽干、胃中嘈杂不适等诸多症状也完全消失。

（尹国有提供）

分析：此为治法、用药失当，症情已变却固守旧法不变，胃阴不足型神经性呕吐投用温中和胃之剂致误。辨证论治是中医治疗疾病的基本原则，就临床来看，神经性呕吐以脾胃虚弱、脾胃虚寒者为多见，所以人们常用香砂养胃丸治疗神经性呕吐，但前提是有是症用是药，不可拘泥不变，药证相符，方能取得好的疗效，否则易出现治疗失误。本例患者患神经性呕吐已 2 年，每次发病医生都是给予香砂养胃丸、维生素 B_6 治疗，效果不错。此次发病呈现每餐进食后必吐，呕吐量不多，胃中嘈杂，似饥而不欲食，实属胃阴不足，医生不加辨证地给予具有温中和胃作用的香砂养胃丸，显然药证不符，故而药后无效。旧病复发只是一种表面现象，从中医辨证的角度不一定还是原来的发病机制，治疗疾病切记四诊合参，详加辨证。治疗此例患者，如能注意辨证用药，根据病情恰当选用中成药，用药失误不难避免。

病案 2　尚某，女，23 岁，2019 年 3 月 17 日就诊。

患者呈反复发作性呕吐已 1 年余，通常是进食后不久发生呕吐，曾到多家医院就诊，检查钡餐透视、电子胃镜、肝功能等，均未发现明显异常，诊断为神经性呕吐。医生叮嘱保持心情舒畅，注意饮食调养，必要时服药治疗。前段时间因家中琐事心情不好，呕吐再现并加重，同时伴有嗳气反酸、胸胁胀满不适等。自认为神经性呕吐又犯了，听单位同事说有一由党参、白术、茯苓、木香、砂仁、半夏、陈皮、甘草组成的治疗神经性呕吐的验方，效果不错，就自作主张水煎服用。前 2 天服后并无不适之感觉，呕吐、反酸的情况似乎也有所缓解，但从第 3 天开始，又相继出现了口苦口干、大便秘结等，遂来医院诊治。

初诊：患者呕吐反酸、嗳气频作、口苦口干、胸胁胀满、大便秘结，查其舌质红，苔黄厚，脉弦稍数。考虑患者本为肝气犯胃型神经性呕吐，当以疏肝理气、和胃止呕为治法，反用由党参、白术、茯苓、木香、砂仁、半夏、陈皮、甘草组成的具有益气健脾和胃作用的验方进行调治，药不对证。因其药性偏于温燥，滋生内热，随用丹栀逍遥散合左金丸加减组方，疏肝理气、清热和中。每日 1 剂，水煎服。

3 天后呕吐反酸、嗳气、口苦口干明显减轻，大便顺畅，其他症状也有所减轻。继续调治 1 周后，已 5 天没有再呕吐，其他自觉症状也完全消失。

（李合国提供）

分析：此原为肝气犯胃型神经性呕吐，患者不知道辨证，应用具有益气健脾和胃作用的治疗神经性呕吐的验方进行调治，药不对证，因药性偏于温燥，滋生内热，呈现肝气犯胃、肝胃郁热之变证。验方是医者临床经验的结晶，应用得当确实能取得较好的疗效，不过其前提是认证准确，药证相符。本例患者实属肝气犯胃型神经性呕吐，其治疗当以疏肝理气、和胃止呕为法，患者反用具有益气健脾和胃作用的治疗神经性呕吐的验方，乃药证不符，故而无效。这里需要强调的是，应用验方一定要在医生的指导下进行，切不可自作主张不加分析地乱用，如若此例患者在服用前询问一下医生，其失误是完全可以避免的。

病案 3 任某，女，26 岁，2020 年 4 月 11 日就诊。

患者近 3 个月来无明显诱因出现反复发作性呕吐，通常是进食后不久发生呕吐，呕吐后感觉胃中舒服，曾在医院就诊，经检查未见器质性病变，故诊断为神经性呕吐，经常服用香砂六君子丸以缓解症状。本次呕吐发作已 1 周，再服香砂六君子丸效果欠佳，要求服中药治疗。

初诊： 患者胃脘部痞闷不适，食后即想呕吐，呕吐物为清水痰涎，呕吐后感觉胃中舒服，同时伴有不思饮食、头晕心悸，查舌质淡，苔白腻，脉滑。此乃痰饮内阻型神经性呕吐，以温化痰饮、和胃降逆为治法，方选小半夏汤合苓桂术甘汤加减。

【处方】 桂枝 9g，白术 15g，茯苓 15g，半夏 10g，陈皮 12g，厚朴 12g，建曲 15g，砂仁 6g，白豆蔻 9g，薏苡仁 18g，生姜 3 片，大枣 5 枚，甘草 6g。

每日 1 剂，水煎服，同时叮嘱患者保持心情舒畅，注意饮食调养。

二诊： 服药 5 剂，呕吐清水痰涎虽有所减轻，但胃中不舒服仍在，效果不太明显。辨证准确，治法、用药并无不当，为何药后病情无明显改善？仔细询问，方知患者为了保持好身材，近段时间在减肥，服药治疗的同时也没有忘记控制饮食，每天晚餐通常只吃 2 根黄瓜。药后无效是没有注意饮食调养，食用性味寒凉易伤脾胃之黄瓜，致使脾胃功能难以恢复，呕吐怎能很快治愈？随嘱患者必须停止减肥，重视饮食调养，不再食用黄瓜等苦寒易伤脾胃之品，仍按上方继续治疗。3 天后患者呕吐止，纳食增，胃部舒服，其他诸多不适也完全消失。

（尹国有提供）

分析： 此为疏于配合，没能重视饮食调养以配合药物治疗，食用性味寒凉易伤脾胃之黄瓜，致使脾胃功能难以恢复，临床疗效欠佳。人们常说疾病是三分治疗，七分调养，对神经性呕吐患者来说，药物治疗是重要的，自我调养也是不可缺少的，消除引起神经性呕吐的精神因素、饮食因素，避免生气、恼怒，做到天天都有好的心情，尽量不吃生冷、辛辣、肥腻之食物，不仅可预防神经性呕吐的发生，也有助于其治疗和康复。此例患者的治疗，辨证准确，治法得当，用药合理，不当的是在药物治疗的同时忽视了饮食调养，致使临床疗效欠佳。此例患者告诉我们，药物治疗与自我调养相互配合是十分重要的，治疗神经性呕吐必须重视自我调养的作用。

三、避免失治误治方法

（一）呕吐虽轻，同样需要重视

在人们的心目中，神经性呕吐是小病一个，算不上大恙，每当呕吐时常自服调胃止呕药治疗，家中备有什么调胃止呕就服用什么药，以致造成误诊、误治，这是患者之误。一些医生忽视神经性呕吐的辨证治疗，为求简便，一听患者是神经性呕吐，不加辨证地随手就开诸如健胃消食片、保和丸、多潘立酮片、枸橼酸莫沙必利等成药，还有些医生见呕吐就用止吐剂，寒热不辨，虚实不分，造成误诊、误治，这是医生之误。为了减少误诊、误治，医生与患者都应重视神经性呕吐的诊治，不能认为神经性呕吐是小病，图省事、图方便就自行服药，不加分析地随手开药。

（二）审证求因，做到辨证准确

神经性呕吐的临床表现复杂多样，有外邪犯胃型、饮食停滞型、痰饮内阻型、肝气犯胃型、脾胃虚弱型以及胃阴不足型等证型存在，只有全面收集临床资料，掌握神经性呕吐的辨证要领，抓着其主症，结合兼症，注意类证鉴别，审证求因，详加辨证，做到辨证准确，才能避免辨证上的失误，确立正确的治疗法则。掌握方剂的组成配伍、根据辨证的结果恰当选方遣药、随病情的变化及时调整用药，能避免或减少选方用药失误，提高临床疗效。

（三）标本兼顾，力戒滥用止呕

治疗神经性呕吐，临床中不加辨证地一见呕吐就用和胃降逆之剂者，大有人在，这样很容易出现治疗失误。呕吐总由胃失和降、胃气上逆所致，所以其治疗大法当以和胃降逆为本，但应分清虚实，辨证论治，做到标本兼顾，力戒滥用止呕。实者重在祛邪，辅以和胃降逆，以求邪去胃安呕止之效；虚者重在扶正，辅以降逆止呕之药，以求正复胃和呕止之功。

（四）医患结合，注意自我调养

在神经性呕吐的治疗中，只知道服药而忽视自我调养者大有人在。疏于配合、失于调养是临床疗效欠佳的原因之一，也可以说是误治的一个方面。

药物治疗是重要的，自我调养也是不可缺少的，医生与患者相互配合，重视自我调养，消除不利于神经性呕吐患者康复的种种心理因素，合理安排生活，注意饮食调节，是促使神经性呕吐患者顺利康复的重要方面。

消化性溃疡主要指发生于胃和十二指肠的慢性溃疡，因溃疡形成与胃酸和胃蛋白酶的消化作用有关而得名。消化性溃疡是一种常见病、多发病，可发生于任何年龄，但青壮年为多，男性多于女性，其中十二指肠溃疡较胃溃疡多见。消化性溃疡的溃疡局部病灶发生后常可自行愈合，但又很容易复发，这一病理特点决定了本病在通常情况下反复不愈的长期性和缓解与发作交替出现的周期性。消化性溃疡如防治不当，可引起大出血、胃穿孔、幽门梗阻等严重的并发症，因此，积极防治本病有着重要的意义。

消化性溃疡以胃脘部慢性、节律性疼痛为主要症状，常兼有胃脘部闷胀不适、嗳气、反酸烧心、恶心呕吐、神疲乏力等，属中医学"胃脘痛""胃痛""心下痛"等的范畴。中医认为，素体脾胃虚弱，先天禀赋不足，复因饮食、情志所伤，致使脾胃功能失调，气机阻滞，瘀血壅滞胃络是其主要发病机制。

第四章　消化性溃疡

第一节　临床辨证

一、病因病机

消化性溃疡的发生与情志失调、饮食不节及素体脾胃虚弱等诸因素密切相关，其病变部位虽在胃及十二指肠，但与肝、脾紧密相关。情志失调在消化性溃疡的发病中占有十分重要的地位，《素问·至真要大论》中说："木郁之发……民病胃脘当心而痛。"如忧思恼怒，久郁不解，肝气郁结，横逆犯胃，胃失和降，气血壅滞不畅，即可成为溃疡而疼痛。饮食不节，饥饱失常，嗜食辛辣、烟酒等，均可损伤脾胃，致使脾胃不和，胃气失降，气机阻滞，血行不畅，络脉受损，而发溃疡，出现胃脘部疼痛等症状。平素脾胃虚弱，复因饮食失调、劳倦损伤、肝郁乘脾等，致使脾胃更弱，湿浊阻滞中焦，气血运行不畅，日久也易形成溃疡；平素脾胃虚寒，复加饮食诸因素的影响，中焦阳气不振，虚寒凝滞，气血不畅，久之也可形成溃疡。本病病程较长，依据患者体质趋向、病情深浅以及治疗用药的不同，常出现各不相同的病机变化，呈现虚实夹杂、寒热交错等，病机相当复杂。

二、辨治思路

（一）病机强调虚与滞

消化功能的正常，依靠脾胃功能相互协调及肝胆疏泄功能的正常运行。脾胃强健则气血生化有源，肝胆司职则脾胃升降有序，若饮食不节，损伤中气，致胃无以受纳腐熟，脾无以运化输布。脾胃气虚既久，气血生化乏源，脏腑失于濡养，胃络失常则痛，或脾胃升降失常，气滞不行，壅阻中焦，胃络不通亦痛，故可出现以胃脘痛为主症的一系列症候群。若机体遭受不良的精神刺激，如紧张、劳累、恼怒等，可致肝失疏泄，气机郁滞；脾胃气虚，运化失职，可致水液不行，停聚体内，蕴为痰滞；胃失受纳，脾失运化，可致饮食难消，渐成食滞；阳气亏虚，血行缓慢，可致瘀阻脉络，形成血滞。如此种种郁滞，皆可伴随脾胃虚弱先后发生。因此，"虚"与"滞"是消化性溃疡发生的病理基础。

（二）施治着眼于"通"字

消化性溃疡的病机常为脾胃虚弱，郁滞内阻，而脾气宜升，胃气宜降，升降的前提则在于气机通畅，所以在治疗上应着眼于一个"通"字，以疏其壅塞，消其郁滞，并承胃腑下降之性，推陈出新，导引食浊壅滞下行。"通"之法，灵活多变。健脾益气，温运脾阳为通；疏肝和胃，调理气机也为通；消食导滞为通；通腑泻热亦为通；化瘀通络也是通。总之，临证治疗的目的，即是消除脾胃郁滞状态，恢复脾胃正常的受纳、腐熟、运化功能，使脾升胃降，气机通畅，郁（瘀）滞消散，则胃痛诸症不复存在。

（三）审证求因选治法

消化性溃疡多系虚实夹杂之证，治疗当审证求因，灵活选用治法。一般来说，寒凝、气滞、郁热、血瘀、湿浊之证多属于实，脾胃虚寒及胃阴不足之证多属于虚。实则泻之，证属寒凝者应温中散寒，湿热者当化湿清热，气滞者要疏肝理气，郁热者需理气泄热，血瘀者则化瘀通络；虚则补之，脾胃虚寒者应温中散寒，胃阴不足者需养阴益胃。若属虚实挟杂，当以扶正祛邪。消化性溃疡胃脘痛反复发作，久病不愈，在长期的病程发展过程中往往由实至虚，或虚中夹实，形成虚实、寒热挟杂之证，此时在治疗中应注意扶正祛邪，并根据正邪的盛衰，或以扶正为主兼以祛邪，或以祛邪为主兼以扶正。

（四）不忘制酸和抑菌

现代研究表明，胃酸分泌增多损伤消化道黏膜是消化性溃疡发生的首要因素。控制胃酸、减弱胃酸对消化道黏膜的攻击，是治疗消化性溃疡的关键所在，故在消化性溃疡的治疗中，不能忘记控制胃酸。胃以降为和，反酸、呕恶、嘈杂是胃酸过多的临床见症，也是郁热犯胃、湿热中阻，胃失和降的病理特征。辛苦通泄、和降胃气可使郁热开泄，胃气复通，聚胃之酸降于肠道，减少胃酸对胃黏膜的刺激。临床观察表明，在辨证用药的基础上根据病情适当选加具有中和胃酸作用的中药，如煅瓦楞子、乌贼骨、刺猬皮等，能明显提高中医治疗消化性溃疡的临床疗效。

消化性溃疡的发生与幽门螺杆菌感染密切相关。研究表明，活动性胃溃疡与十二指肠溃疡患者幽门螺杆菌阳性检出率非常高，幽门螺杆菌在消化性溃疡特别是十二指肠溃疡的发病中起重要作用。因此，抑制、消除幽门螺杆菌也是治疗消化性溃疡的重要一环。在辨证的基础上适当选用具有抑制幽门螺杆菌作用的中药，如黄连、龙胆草、蒲公英、黄芩等，能取得较好的疗效。另外，消化性溃疡可引发大出血、胃穿孔、幽门梗阻等并发症，重视防治并发症，也是治疗消化性溃疡的重要方面。

（五）注意调补防复发

消化性溃疡见效容易而治愈较难，防止复发更困难，有相当一部分患者自觉症状消失而溃疡面尚未愈合就停止治疗，导致疾病复发。注意巩固治疗和调补，是根治溃疡、防止病情复发的可靠方法。巩固治疗宜以健脾养胃为主，可用炙黄芪、太子参、白术、茯苓、薏苡仁、甘草等甘补运脾之药健脾益胃，禁用香燥之品，以免损伤胃黏膜。若有口干苦、舌红等表现者，可用山药、百合、大枣、莲子肉、乌梅之属，养胃气，益胃阴。总之，以甘补平淡之药拨动脾胃纳运之灵机，并配合欢皮、玫瑰花、绿萼梅之类，解郁安神抗焦虑，对治疗疾病并防止复发有重要意义。

注意自我调养有助于消化性溃疡的顺利康复和防止复发。要重视饮食、起居调摄，养成有规律的生活习惯，合理安排生活，保持良好的情绪，避免精神过度紧张，劳逸结合，戒除烟酒，力戒暴饮暴食或饥饱失常，不食生冷、刺激性食物。

三、辨证要点

本病当辨其寒热虚实、属气属血以及主病之脏腑。胃痛暴作，疼痛剧烈而拒按，或胃痛隐隐，喜温喜按者，属寒；胃痛灼热，痛势急迫者，属热。胃痛且胀，拒按，食后痛甚，痛剧固定不移，新病体壮者，属实；胃痛不胀，喜按，饥而痛增，久病体虚者，属虚。初痛以胀为主，痛无定处，属气；久痛，持续刺痛，痛有定处，属血。辨主病之脏腑主要是辨在胃、在肝，还是在脾。在胃者，多为外感寒邪、饮食所伤而成；在肝者，胃痛发作多与情志因素有关；在脾者，胃痛日久不愈且伴有脾虚胃弱的表现。

四、辨证论治的思维模式

（一）辨证思维程序

1. 首先详细了解患者的病情，结合相关的检查，尤其是胃镜检查，进行鉴别诊断，以确立消化性溃疡的诊断，明确中医之病名。

2. 通过进一步分析，结合脏腑辨证等，辨明其中医证型，分清是属肝胃不和型、寒热错杂型、肝胃郁热型、脾胃虚寒型，还是胃阴不足型、血瘀胃络型，并注意其兼证、并见证等。

3. 根据辨证分型之结果，确立相应的治法、方药及用法。

（二）示范病例

病案 张某，男，36 岁，1999 年 3 月 11 日就诊。

患者胃脘部疼痛、灼热、反酸反复发作 5 年，每于饥饿时痛甚，得食则疼痛缓解，经常服硫糖铝片、沉香露白露片以缓解症状。3 个月前因胃脘部疼痛、反酸明显加重，随到医院诊治，经检查胃镜等，诊断为十二指肠溃疡，服奥美拉唑胶囊治疗半月，自觉症状完全消失。1 周来因饮酒，胃脘部疼痛再现并加重，虽服奥美拉唑胶囊而疼痛不减。现患者胃脘部疼痛，有灼热感，痛势急迫，心烦易怒，反酸嘈杂，口干口苦，大便秘结，查舌质红，苔黄腻，脉弦稍数。电子胃镜检查提示十二指肠溃疡、幽门螺杆菌阳性，B 型超声波检查肝、胆、脾、肾无明显异常。

第一步：明确中西医诊断。

根据病史及临床表现，结合胃镜及 B 超等检查，西医诊断为消化性溃疡无疑，在确立诊断时，应注意与慢性胃炎、胃癌、慢性肝炎、慢性胆囊炎等相鉴别。根据患者病史，结合其以胃脘部疼痛、灼热为突出表现，中医诊断为胃脘痛。

第二步：分辨其中医证型。

患者胃脘部疼痛，有灼热感，痛势急迫，心烦易怒，反酸嘈杂，口干口苦，大便秘结，舌质红，苔黄腻，脉弦稍数，以肝胃郁热为突出表现。中医辨证当属肝胃郁热型胃脘痛。

第三步：确立治法、方药及用法。

辨证属肝胃郁热，治当疏肝解郁，泄热和胃。方选化肝煎加减。

【处方】陈皮 12g，青皮 10g，泽泻 12g，黄连 9g，丹皮 12g，栀子 12g，白芍 15g，吴茱萸 3g，佛手 12g，煅瓦楞子 15g，生地 12g，麦芽 12g，建曲 12g，甘草 6g。

【用法】每日 1 剂，水煎取汁，分早晚 2 次服。

在应用中药治疗的同时，注意调畅情志，戒除吸烟、饮酒，忌食辛辣、油腻之品，宜食清淡、易消化的食物。

第二节　证治方药

一、肝胃不和型

【主症】胃脘胀闷，攻撑作痛，脘痛连胁，胸闷喜叹息，嗳气反酸，每因情志因素而痛作，大便不畅，舌质淡红，舌苔薄白，脉弦。

【治法】疏肝理气，和胃止痛。

【方药】柴胡疏肝散加减。

柴胡 12g，香附 12g，郁金 10g，白芍 18g，枳壳 9g，川芎 12g，青皮 10g，延胡索 10g，乌贼骨 15g，川楝子 12g，煅瓦楞子 12g，甘草 6g。

【方解】方中柴胡、香附疏肝理气，以解肝经之郁滞；枳壳、青皮、郁金、川芎、川楝子、延胡索疏达肝气，又行气中之血而止痛；白芍滋养肝阴而柔肝体，与甘草合用酸甘化阴，缓急止痛；乌贼骨、煅瓦楞子制酸和胃，促进溃疡愈合。诸药合用，疏散缓柔，肝胃同治，理气止痛，控制胃酸，切中肝胃不和型消化性溃疡之发病机制。

【临证注意】肝胃不和型消化性溃疡胃脘胀痛较明显，病偏于实，宜肝胃同治，治肝宜散，治胃宜通，用药以轻疏缓柔为要，少用补气壅滞之品，以免阻滞气机。

本型患者多见于消化性溃疡早期，每因情志因素而发病，注意调畅情志，戒除饮酒，有助于其治疗和康复。

二、寒热错杂型

【主症】胃脘灼热，胀满疼痛，食后胀甚，食生冷、热物则痛，嘈杂吞酸，口苦纳差，泛吐清水，大便时干时稀，舌质淡，苔薄黄或黄白相兼，脉沉细或弦数。

【治法】辛开苦降，平调寒热。

【方药】甘草泻心汤加减。

党参 15g，半夏 12g，干姜 9g，黄连 9g，吴茱萸 6g，枳壳 10g，佛手 10g，蒲公英 15g，黄芩 9g，陈皮 12g，砂仁 6g，乌贼骨 15g，甘草 6g，大枣 6 枚。

【方解】方中党参、甘草甘温补中，扶助胃气，以正升降；半夏、陈皮、干姜辛温开结，以除其寒；黄芩、黄连苦寒降泄，以除其热；吴茱萸温胃降逆开郁气；枳壳行气宽中消胀满；砂仁化湿理气，醒脾开胃；佛手疏肝理气，降逆和胃；蒲公英清热解毒，抑制幽门螺杆菌；乌贼骨制酸和胃，促进溃疡愈合；大枣益气和中养胃。上药配合，辛开苦降，平调寒热，使脾胃升降功能复常，则胃脘灼热、胀满疼痛诸症状自除。

【临证注意】寒热错杂型消化性溃疡多见于活动性溃疡伴浅表性胃炎者，病史中多有饮食不慎、情志失调等诱发因素存在，证候中寒热矛盾相见，如胃脘灼热疼痛显著，但却畏寒、胃部怕冷风、吃冷食、冷饮加重；或胃脘痛喜温喜按，但却嘈杂吞酸、口苦舌红、大便干。临证时应仔细分辨，以免出现误诊、误治。

在临床中，消化性溃疡与慢性胃炎的临床表现有诸多相似之处，其证型也相差无几，治疗用药基本一样，所不同的是治疗消化性溃疡多在辨证用药的基础上加用具有抑制幽门螺杆菌以及控制胃酸、促进溃疡愈合的药物，医家应注意二者的区别，谨慎选方选药。

三、肝胃郁热型

【主症】胃脘部疼痛并有灼热感，痛势急迫，心烦易怒，泛酸嘈杂，口干口苦，大便秘结，舌质红，苔黄腻，脉弦或弦数。

【治法】疏肝解郁，泄热和胃。

【方药】化肝煎加减。

陈皮 12g，青皮 10g，柴胡 10g，黄连 9g，丹皮 12g，栀子 12g，白芍 15g，吴茱萸 3g，佛手 12g，煅瓦楞子 15g，白术 12g，蒲公英 15g，甘草 6g。

【方解】方中黄连、吴茱萸取左金丸之意，清泻肝火，降逆止呕；陈皮、青皮、佛手疏肝理气，解郁止痛；丹皮、栀子、白芍、白术、柴胡取丹栀逍遥散之意，疏肝泄热，理脾和胃；煅瓦楞子制酸止痛，促进溃疡愈合；蒲公英清热解毒，抑制幽门螺杆菌；白芍、甘草酸甘化阴，缓急止痛，甘草还能调和众药。上药合用，共奏疏肝理气解郁、泄热和胃制酸之功效。

【临证注意】肝胃郁热型消化性溃疡多见于溃疡的活动期，常因气郁久不通泄，郁热激变为溃疡，若饮食不慎、饮酒等，易诱发上消化道出血，临证时应特别注意。对此类患者治当转疏为泄，但泄并非浪进苦寒泄热，而当辛苦开泄，开通气机泄郁热。与此同时，还要注意控制胃酸、导滞通降和应用阴柔之药以防伤阴。

在应用疏肝解郁、泄热和胃之剂时，使用苦寒药应中病即止，以防苦寒败胃、苦燥伤阴。注意饮食调理，戒除饮酒，少食辛辣之品，适当多吃清淡、易消化之食物，对此类患者的治疗大有帮助。

四、脾胃虚寒型

【主症】胃痛隐隐，喜暖喜按，空腹痛甚，得食则缓，时吐清水，纳差腹胀，神疲乏力，手足欠温，大便溏薄，舌质淡，苔薄白，脉细弱。

【治法】温中补虚，和胃缓急止痛。

【方药】黄芪建中汤加减。

黄芪 18g，桂枝 9g，白芍 18g，党参 20g，白及 15g，砂仁 6g，高良姜 9g，茯苓 12g，白术 15g，陈皮 12g，煅瓦楞子 15g，干姜 6g，麦芽 12g，甘草 6g，大枣 5 枚。

【方解】方中黄芪甘温益气，激发化源；肉桂温助阳气；白芍阴柔益阴，济阴助阳；高良姜、干姜温胃祛寒，和中止痛；党参、白术、茯苓、甘草取四君子汤之意，健脾益气；陈皮、麦芽、砂仁理气和胃止痛，帮助消化；白及、煅瓦楞子制酸止痛，促进溃疡愈合；大枣益气和中。诸药合用，共成温中补虚、健脾和胃、缓急止痛之剂，并能制酸止痛，促进溃疡愈合，适宜于治疗脾胃虚寒型消化性溃疡患者。

【临证注意】脾胃虚寒型是消化性溃疡中最常见的一种临床类型，治虚当言补，然"胃以通为补，脾以燥为补"，非甘温不能扶其衰，非辛散不能通其滞，故其治疗当辛甘通补守中宫。辛甘运补之药如黄芪、党参、肉桂、高良姜、白术、甘草之属，可健脾益胃，鼓舞元气，促进溃疡愈合，尤其是黄芪托疮生肌作用突出，宜生用、重用，与化瘀收敛生肌药刺猬皮、制没药配伍可消除溃疡面腐肉败血，收敛疮面，促进愈合。

在药物治疗的基础上注意防寒保暖，不吃生冷之品，能减轻脾胃虚寒型消化性溃疡患者的自觉症状，对防止病情反复大有好处。

五、胃阴不足型

【主症】胃痛隐隐，嘈杂灼痛，口燥咽干，五心烦热，消瘦乏力，口渴不欲饮，大便干结，舌红少津，脉细数。

【治法】滋阴益胃，和胃止痛。

【方药】一贯煎合芍药甘草汤加减。

生地 12g，北沙参 15g，麦冬 12g，川楝子 12g，当归 12g，白芍 15g，太子参 12g，延胡索 10g，乌贼骨 15g，香橼皮 9g，蒲公英 15g，黄连 6g，陈皮 12g，甘草 6g。

【方解】方中北沙参、太子参益气养阴，滋胃不碍脾运；生地、麦冬养阴清热生津；当归、白芍、甘草酸甘化阴，养血补血，缓急止痛；川楝子、延胡索疏肝理气止痛；陈皮理气健脾和胃；香橼皮理气和胃不伤阴；乌贼骨制酸止痛，促进溃疡愈合；黄连、蒲公英清热解毒，抑制幽门螺杆菌。全方用药甘凉润通，生发胃阴，濡润胃络，滋阴益胃，和胃止痛，控制胃酸，促进溃疡愈合，切中胃阴不足型消化性溃疡的发病机制。

【临证注意】此型消化性溃疡胃阴不足，胃络失于阴津濡润，可使络脉枯涩，所以阴虚每与凝瘀并存，在甘凉滋胃的同时要注意化瘀通络，可配用桃仁、丹参、三七等活血化瘀之品。在药物的选择上，应忌刚用柔，少用香燥之品，做到理气防伤阴。另外，在辨证用药的基础上可适当配用抑制幽门螺杆菌的蒲公英、黄连，以及控制胃酸、促进溃疡愈合的乌贼骨、白及等药物。

消化性溃疡的临床症状易除，但溃疡难消，治疗不能急于求成，要善于守法守方，缓图以功，切勿操之过急，即使自觉症状完全消失，也应再坚持治疗一段时间，以拔除病根，防止复发。

六、血瘀胃络型

【主症】胃脘部疼痛，痛如针刺，痛处固定，食后加剧，入夜尤甚，甚者可有呕血、便血，舌质紫暗或有瘀斑瘀点，苔薄少，脉细涩或弦。

【治法】活血化瘀，和胃通络止痛。

【方药】失笑散合丹参饮加减。

蒲黄 10g，五灵脂 9g，丹参 15g，檀香 5g，砂仁 6g，川楝子 10g，陈皮 12g，茯苓 12g，炙刺猬皮 10g，白术 15g，白及 10g，乌贼骨 15g，甘草 6g。

【方解】方中丹参活血化瘀，祛瘀血而生新血；蒲黄、五灵脂活血祛瘀止痛，消散胃络凝瘀，兼能止血；川楝子疏肝泄热，行气止痛；檀香、陈皮、茯苓、白术、砂仁健脾化湿，醒脾开胃，理气止痛；白及、炙刺猬皮化瘀止痛，收涩止血，防止溃疡出血；乌贼骨制酸止痛，促进溃疡愈合；甘草调和诸药。上药合用，具有活血化瘀、和胃通络、制酸止痛、收敛止血、促进溃疡愈合之功效。

【临证注意】血瘀胃络型消化性溃疡往往有顽固性胃脘痛的表现，其凝瘀的实质是炎症与溃疡面渗出物积存于胃，一有冷热不调或辛辣、饮酒等刺激便作痛。其治疗宜活血通络与托里生肌敛疮相结合，活血化瘀可疏通络脉，改善溃疡周围血液循环，增加胃黏膜的血氧供应，促进溃疡愈合；托里生肌敛疮可促进溃疡病灶愈合，并能使血细胞凝聚形成血栓而止血。

血瘀胃络型消化性溃疡的形成原因较多，常有气虚血瘀、气滞血瘀等的不同，在应用活血化瘀、和胃通络止痛之治法时，应注意审因论治，与其他治疗方法相互配合，以提高临床疗效。由于血瘀胃络型消化性溃疡易引发上消化道出血，在治疗中还应注意止血，以免发生大出血，对于并发上消化道大出血的患者，宜采取中西医结合的方法积极救治。

第三节　失治误治解析

一、失治误治原因分析

（一）缺少检查，妄下诊断

消化性溃疡与胃癌、慢性胃炎等疾病在临床表现上有诸多相似之处，甚至有时可合并有胃癌，而胃癌从表面上看有时又很像溃疡，且萎缩性胃炎也易于演变成胃癌，所以，在某些情况下不经活体组织检查很难区分。如果诊查不细致，缺少胃镜、活体组织等检查，妄下结论，极易出现误诊。

（二）盲目套用西医结论

西医辨病与中医辨证相结合是现今中医临床治病的思路和方法之一。从临床来看，胃溃疡以脾胃虚寒者为多，萎缩性胃炎以胃阴不足者常见，但是如果忽视其他证型的存在，不加分析地盲目套用西医结论，见胃溃疡即给予温中补虚、和胃缓急止痛之剂，见萎缩性胃炎就认为是胃阴不足而用滋阴益胃、和胃止痛之药，必致误诊、误治。

（三）泥于经验，不加辨证

消化性溃疡相当于中医胃脘痛，而胃脘痛之治，前人论述颇详，留下大量有用的经验和方药，因此，用于治疗消化性溃疡的经验方剂可以说不计其数，不过这些方药都有其不同的适用范围，取得好的疗效的前提是辨证应用，如若泥于经验，不加辨证地抱守一法一方去治疗消化性溃疡，必犯刻舟求剑之误，因乱用验方致误的病例时常可以见到。

（四）四诊不详，辨证失误

消化性溃疡的临床表现复杂多样，有肝胃不和型、寒热错杂型、肝胃郁热型、脾胃虚寒型、胃阴不足型、血瘀胃络型等证型存在，且常有兼夹证、并见证，如果临证时四诊不详，不注意掌握辨证要点和鉴别诊断，或只注意临床常见的证型而忽视其兼证和并见证，极易出现辨证失误，造成误诊、误治。

（五）用药只知止痛止血

胃脘部疼痛和出血是消化性溃疡的主要临床特征，理气止痛、止血是治疗消化性溃疡的主要方法，但不是唯一方法，有一部分医生割裂理气止痛、止血与其他治疗方法的关系，用药只知止痛和止血，一见消化性溃疡就给予理气止痛、止血之剂，把理气止痛、止血当成治疗消化性溃疡的法宝，结果导致治法和用药失误。

（六）不知巩固，过早停药

消化性溃疡见效容易而治愈较难，临床症状易除，但溃疡病灶难消。患者自觉症状消失并不代表溃疡面完全愈合，还应再巩固治疗一段时间，以拔除病根，防止复发。医生忽视巩固治疗没给患者交代清楚，患者不知巩固治疗而过早停药，是消化性溃疡病情反复的常见原因。

（七）失于配合，疏于调养

自我调养在消化性溃疡的治疗中占有重要地位，医患失于配合，患者不遵医嘱，疏于自我调养，生活起居无规律，长期心情抑郁，吸烟饮酒，暴饮暴食、饥饱失常等，会直接影响消化性溃疡的治疗和康复。在临床中，消化性溃疡患者因饮酒、暴饮暴食诱发的上消化道出血，时常可以见到。

二、治疗失当病案举例

病案1 吴某，男，58岁，1994年元月20日就诊。

患者患"胃病"近30年，近期曾在某医院行胃肠钡餐造影检查，诊断为十二指肠球部溃疡。患者于前日饮少量白酒后胃脘部突然阵发性绞痛，向右胁放射，伴嗳气反酸，口苦口干，喜用手按压，面青肢冷，身微出汗，饮热开水后疼痛缓解。次日到医院就医，诊断为肝火犯胃型胃痛，给予龙胆泻肝汤加减治疗。服药1剂后胃脘部疼痛加重，遂自行停药再诊。

初诊： 检查急性痛苦面容，面带青色，腹软，剑突下及偏右处深压痛，舌质红润，苔淡黄厚腻，脉弦紧而数。辨证属中焦虚寒，内夹湿热，气机不畅，用吴茱萸汤加味。服药5剂，胃脘部疼痛、嗳气诸症状悉除。

（寒热虚实错杂证误治辨析. 广西中医药，1998）

分析： 此为辨证失当，寒热错杂证误诊为肝火犯胃证。寒热错杂证既有热的指征，又有寒的表现，若辨证不慎，极易造成误诊。此例患者既有口苦口干、舌红、苔厚腻而黄、脉弦数等肝火偏盛、内夹湿热之征，又有胃脘部疼痛暴作、面青肢冷、热饮后痛缓、舌润等中寒内盛之候。胃脘部疼痛虽然暴作，但喜用手按压，属虚；紧脉与数脉同见，乃阳热为寒邪所束之象。综合脉症，此病虚寒为本，湿热为标，属寒热错杂之证。医者没有抓着胃脘部疼痛之辨证要点（疼痛喜暖喜按），把寒痛当作热痛，对寒热错杂之证候主次不辨，将次症（口干、舌红等）当作主症，以致造成误诊、误治。如若临证时四诊合参，全面分析，详加辨证，则误诊、误治不难避免。

病案2 朱某，男，29岁，2005年11月4日就诊。

患者胃脘部疼痛反复发作5年余，每于饮食不慎即发，近因情志不畅加之饮酒胃脘部疼痛再次出现，在医院经电子胃镜检查诊断为胃溃疡，服奥美拉唑胶囊、硫糖铝片等1周，症状无明显改善。

初诊：患者胃脘部疼痛，嘈杂灼热，口干口苦，渴不欲饮，头重如裹、身重肢倦，纳呆恶心，小便色黄，大便不畅，舌苔黄腻，脉滑数。此乃湿热中阻所致之胃脘痛，以清热化湿、理气和胃为治法。

【处方】黄连12g，栀子12g，黄芩12g，大黄9g，枳实10g，半夏9g，陈皮12g，茯苓15g，白豆蔻9g，竹茹12g，滑石15g，薏苡仁15g，建曲12g，白芍15g，郁金12g，甘草6g。

二诊：服药2剂，患者胃脘部疼痛消失，嘈杂灼热、口干口苦等症状明显减轻，纳食略增，药已见效，继续按上方治疗。

三诊：又进中药5剂，不仅胃脘部不适疼痛再现，且伴发泛吐清水，心下痞满，大便稀溏，日3~4次，查舌质淡红，苔薄白，脉弦细。考虑为过用苦寒，伤及脾胃，遂改用香砂六君子汤合温胆汤加减调理。

服药7剂，泛吐清水、心下痞满消失，纳食增加，胃脘部疼痛减轻，精神明显好转，大便调，服至15剂，诸症消失。

（35种内科病中医辨治方法与误治分析. 人民卫生出版社，2008）

分析：此为治法、用药失当，过用寒凉伤及脾胃，引发变证。湿热中阻型胃脘痛用清热化湿、理气和胃之剂，方选清中汤，药证相符，可谓对证，但清热亦忌寒凉太过，并需考虑患者体质等多种因素。本例患者治疗选用清中汤并无过错，所不当的是服药2剂后自觉症状明显减轻，热象已退，没能及时撤减大黄、栀子、黄芩、黄连等苦寒药品，应用苦寒药过多，败胃困脾，造成误治。若医者能做到"观其脉证，知犯何逆，随证治之"，根据病情的变化及时调整用药，则可避免误治发生。

病案3　谷某，女，42岁，2004年12月15日就诊。

患者胃脘部疼痛5年余，2年前行胃镜检查诊断为十二指肠溃疡，经服用盐酸雷尼替丁等治疗，疼痛曾一度缓解。10天来胃脘部疼痛再现，虽自服盐酸雷尼替丁胶囊、维U颠茄铝镁片1周而效不显。

初诊：就诊时患者胃脘部隐痛，灼热反酸，似饥而不欲食，口燥咽干，五心烦热，消瘦乏力，口渴思饮，大便干结，查舌质红少津，苔薄少，脉细数。电子胃镜检查提示十二指肠溃疡。临床诊断为消化性溃疡，中医辨证属胃阴亏虚之胃脘痛，给予益胃汤合芍药甘草汤加减治疗。

服药10剂，胃脘部隐痛消失，灼热反酸、五心烦热、口燥咽干明显减轻，大便顺畅，守方加减继续调治半月，诸症消失。嘱其停服中药汤剂，在调畅情志、合理休息的基础上，服用食疗方沙参麦冬粥（沙参麦冬粥组成为北沙参 15g，麦冬 15g，大米 100g，冰糖 10g。用法为将北沙参、麦冬与大米一同煮成粥，粥熟后加入冰糖使之溶化，每日 2 次分早晚食用）1 周，以巩固疗效。初服的 1 周内，脘腹舒适，胃纳渐好，精神倍增。患者认为食疗只有益处而无副作用，故而自作主张，继续服用上述食疗方，结果于半月后反而又出现了胃脘部隐痛，绵绵不休，泛吐清水，喜温喜按，得食则缓，大便稀溏等症状。考虑为食疗方应用过久，伤及脾胃所致。遂给予香砂六君子丸调理，1 周而愈。

（35 种内科病中医辨治方法与误治分析. 人民卫生出版社，2008）

分析： 此为调养失当，长时间应用食疗药粥，致使脾胃损伤出现变证。食疗是人们常用的一种调养疾病的方法，用之得当，确可收到祛病愈疾的效果，对消化性溃疡的康复大有帮助，但食物也是具有性味的，如果食之过量，甚至偏食，则易伤脾胃，故要防止食疗过程中的偏食。本例患者不听医生的医嘱，认为常用食疗只有好处而无坏处，长时间应用沙参麦冬粥，结果使脾胃损伤，出现脾胃虚寒证。如若医生多向患者讲一些有关食疗的知识，患者能多听听医生的劝告，则调养失误自可避免。

三、避免失治误治方法

（一）重视鉴别诊断

掌握消化性溃疡的诊断要领，合理选用胃镜、活体组织等检查，重视鉴别诊断，尤其注意消化性溃疡与胃癌的鉴别，能提高消化性溃疡的诊断准确率，避免出现误诊。

（二）注意详加辨证

全面收集临床资料，抓着消化性溃疡的主症，结合兼症，注意类似证的鉴别，做到审证求因，详加辨证，找出其临床证型，并注意是否有兼夹证、并见证，能避免辨证上的失误。

（三）谨慎选方用药

找出消化性溃疡患者的发病机制以治其本，同时针对胃脘部疼痛、嗳气、反酸、出血等不同情况以治其标，做到标本兼顾，谨慎选方用药，并根据病情的变化随时调整用药，可避免治疗用药的偏差和失误。

（四）坚持巩固治疗

在消化性溃疡的治疗中，应坚持巩固治疗，尽量避免过早停药，即使自觉症状完全消失，也应再巩固治疗一段时间，方能拔除病根，使溃疡完全愈合，防止病情反复，根治消化性溃疡。

（五）配合自我调养

在药物治疗的基础上，配合自我调养，养成有规律的生活习惯，注意饮食、起居调摄，保持心情舒畅，戒除吸烟、饮酒、暴饮暴食、饥饱失常等，能避免病情反复，促使消化性溃疡顺利康复。

上消化道出血是指屈氏韧带以上的胃肠道路出血，即食管、胃、十二指肠、空肠上段以及来自胆管、胰腺部位的出血。以呕血和黑便为主要临床表现，其病情轻者仅"便血"，重者"吐血"和"便血"并见，乃临床最常见的急重证候之一。上消化道出血的具体情况各不相同，根据出血量临床上通常将其分为急性大量出血、慢性显性出血和慢性隐性出血3种类型。上消化道出血的部位主要在胃部。虽然引起上消化道出血的原因是复杂多样的，但就临床来看，以消化性溃疡并发的出血较为多见。

上消化道出血以呕血和黑便为主要临床表现，属中医学"吐血""便血""呕血"等的范畴。中医认为，饮食不节、情志过极、久病伤阴致使络脉损伤，劳倦过度、脾胃素虚导致脾不统血，以及久病血脉瘀阻、血不循经等，均可引起上消化道出血。

第五章 上消化道出血

第一节 临床辨证

一、病因病机

上消化道出血的病位主要在胃，与胃络受损有关，饮食伤胃、外感六淫、内伤七情、劳倦所伤以及瘀血内阻都可引发。饮食不节，暴饮暴食，或饮酒过多，嗜食辛辣肥腻之品，均可损伤胃部脉络，或致湿热蕴结，胃火炽盛，灼伤脉络，引发上消化道出血；素体火盛，复加外感六淫，邪热内犯，郁于胃部脉络，使气血运行失常，血溢脉外，则令人吐血；情志不调，肝郁化火，迫血妄行，或情志所伤，气血运行不畅，瘀血内阻，或久病入络，血脉瘀滞，均可使血不循经，引发上消化道出血，以上均为实证。劳倦过度，脾胃受损，或久病脾胃虚弱，或脾胃虚寒又食生冷，或内伤劳役，气虚火旺，或阴虚火旺，伤及胃络，均可使气虚摄纳无权，脾虚失于统血，虚火旺盛伤及胃络，引发上消化道出血，呈现吐血、便血之证，此乃虚证。当然，实证和虚证之间是可相互转化的，更有虚实夹杂并见者。这当中，脉络受损，血液不循常道而外溢，是其主要病理机制。

二、辨治思路

（一）辨病辨证相结合，中西结合疗效好

辨病与辨证相结合是现代中医治疗疾病的基本思路与方法。尽管上消化道出血以出血为突出表现，但引起出血的原因复杂多样，比如从现代医学的角度来说，消化性溃疡、急性胃黏膜损害、食管胃底静脉曲张破裂等，均可引起上消化道出血。临证必须做到辨病与辨证相结合，首先要详细询问病情，结合胃镜、彩超等辅助检查，做到鉴别诊断，认准西医之病，明确发病原因，在此基础上发挥中医辨证论治之特色和优势，通过中医辨证，辨明其属于什么证型，之后采取相应的治疗措施，这样治疗才更具有针对性，疗效才好。

上消化道出血多起病急骤，出血量大，若救治不及时，常可导致晕厥、

虚脱而危及生命，特别是大量出血时，应采取中西医结合的方法积极抢救，单纯应用中医的方法治疗显得力量单薄，此时应以西医治疗为主，中医可作为辅助治疗手段。对于出血量少、病情稳定的上消化道出血患者，可以中医的方法进行治疗，在治疗中应灵活运用清热、止血、消瘀、宁血、补虚等方法，以止血为要务，注意治火、治气、治血，分清标本缓急，灵活选方遣药。充分发挥中西医结合的优势，多方法配合，多途径用药，是提高上消化道出血治疗效果的可靠途径。

（二）分清标本与缓急，急则治标缓治本

上消化道出血有急性发病期与慢性缓解期之不同，辨明是急性发病期还是慢性缓解期，区分其标本缓急，是确立上消化道出血治疗方案的前提和基础，也是治疗上消化道出血的基本思路。在上消化道出血急性发病期，出血之标证较突出，是主要矛盾，此时应以治标为主，兼顾治本，采取切实可行的措施迅速止血控制病情是第一要务。经治疗病情逐渐好转，出血渐止，此时纠正失调的脏腑功能显得尤为重要，当缓以治本，以治本为主，标本兼顾，在调整脏腑功能的同时配合止血。

在上消化道出血整个病程的动态变化中，正邪轻重、病机深浅并不一致，标与本彼此起伏，疾病不同阶段存在着标本虚实之不同，所以治疗上消化道出血，要权衡标本，把握虚实，分清缓急，根据急则治其标、缓则治其本的原则，制定适宜的治疗法则，恰当选方，巧妙用药，以求取得满意的疗效。

（三）辨证论治是基础，止血之法不能忘

辨证论治是中医的特色和优势，是中医治疗疾病的基本原则和方法。中医治疗上消化道出血，应以辨证论治为根本，详加分辨，根据具体病情的不同，分清是属于肝火犯胃型、胃热炽盛型，还是阴虚火旺型、气虚血溢型，抓着发病机制，确立相应的治疗法则，恰当选方用药，方能取得好的临床疗效。

尽管引发上消化道出血的病因病机复杂多样，有诸多不同的证型存在，但归根结底，其基本病机为脉络受损、血液不循常道而外溢，所以止血之法是治疗上消化道出血的基本法则。辨证论治是基础，止血之法不能忘。辨证属肝火犯胃型者，当以清肝泻火、和胃止血为治法；辨证属胃热炽盛型者，

治当清胃泻火、化瘀止血；辨证属阴虚火旺型者，宜以滋阴降火、凉血止血为治法；至于气虚血溢型者，则当健脾益气、养血止血。

（四）医患结合重调养，巩固治疗防复发

医生与患者密切配合，在药物治疗的同时自我调养，是提高上消化道出血治疗效果，避免病情反复的重要一环。要戒除饮酒，选择稀软、易消化的食物，急性发病期还应暂时禁食或应用流质饮食，要少食辛辣、生冷及较硬的对胃黏膜有刺激性的食物。同时还要注意调节情志，消除紧张的情绪，保持心情舒畅，密切注意病情的变化，及时进行相应的处理。

上消化道出血由消化性溃疡、急性胃黏膜损害、食管胃底静脉曲张破裂引起者较为多见，经治疗，出血可很快停止，但若病根不除，不注意巩固治疗，常很快又发生出血。所以临床应找出引起上消化道出血的原因，积极治疗消化性溃疡、急慢性胃炎、慢性肝病等易于引起上消化道出血的原发疾病，并注意巩固治疗以防复发。一时的出血停止并不代表病已痊愈，切不可一见症状消失就盲目停用治疗药物，还应再巩固治疗一段时间，以拔除病根，防止病情反复，避免上消化道出血再发。

三、辨证要点

治疗上消化道出血，不仅要辨发病的缓急，还要注意分辨寒热虚实。发病急骤，出血迅猛量大者，病情危重，其治疗较为困难，死亡率高；发病较缓，出血较慢量少者，则易于控制病情。临床所见肝火犯胃型、胃热炽盛型者当属实证，阴虚火旺型、气虚血溢型当属虚证。

四、辨证论治的思维模式

（一）辨证思维程序

1. 首先详细了解患者的病情，结合相关检查，进行鉴别诊断，以确立上消化道出血的诊断，找出引发上消化道出血的原因，明确中医之病名，分清是急性发病期还是慢性缓解期。在这当中，尤其应注意分辨上消化道出血是由消化性溃疡、急性胃黏膜损害引起的，还是由慢性肝病、食管胃底静脉曲张破裂引起的，以便采取针对性的治疗措施。

2. 通过进一步分析，找出发病机制，分辨是肝火犯胃型、胃热炽盛型，

还是阴虚火旺型、气虚血溢型，并注意兼夹证、并见证。

3. 根据辨证分型之结果，依病情的轻重缓急，确立是采取中西医结合的方法治疗，还是单纯应用中医的方法进行治疗，明确相应的治法、方药、用法，以及治疗中需注意的问题。

（二）示范病例

病案　高某，男，53 岁，2018 年 4 月 26 日就诊。

患者平时喜欢饮酒，近 4 年来胃脘部疼痛不适、反酸，反复发作，时轻时重，半年前曾因胃脘部疼痛、大便呈柏油样在医院住院，经检查胃镜等，诊断为十二指肠溃疡并发出血，经治疗疼痛缓解、大便颜色恢复正常，好转出院。昨天晚上饮酒后，胃脘部疼痛不适再次出现，今天早晨大便又呈现柏油样，担心病情继续加重，特来住院治疗。入院时，患者胃脘部胀满疼痛，口干口臭，大便色黑呈柏油样，查舌质红，苔黄腻，脉滑数。

第一步：确立上消化道出血的诊断，找出引发上消化道出血的原因，明确中医之病名。

患者半年前曾因胃脘部疼痛、大便呈柏油样在医院住院，经检查胃镜等，诊断为十二指肠溃疡并发出血。昨天晚上饮酒后胃脘部疼痛不适再次出现，今天早晨大便又呈现柏油样。根据患者有十二指肠溃疡并发出血的病史及饮酒后胃脘部疼痛不适、大便呈柏油样的临床表现，上消化道出血的诊断不难确立，当属十二指肠溃疡并发出血复发，中医诊断为便血。患者今天早晨发现大便呈现柏油样，说明还处于明显的出血阶段，当属急性发病期。必须指出的是，还需要根据病情做胃镜、结肠镜等检查，看是否有其他疾病存在，进一步明确引发出血的原因，以免出现诊断失误。

第二步：分辨其中医证型。

根据上消化道出血发病机制和临床表现的不同，中医通常将上消化道出血分为肝火犯胃型、胃热炽盛型、阴虚火旺型和气虚血溢型四种基本证型。本例患者入院时不仅有大便色黑呈柏油样的表现，还有口干口臭、舌质红、苔黄腻、脉滑数等胃热炽盛的表现，中医辨证当属胃热炽盛型。

第三步：确立是采取中西医结合的方法治疗，还是单纯应用中医的方法进行治疗，明确相应的治法、方药及用法。

患者处于明显出血阶段的急性发病期，宜采取中西医结合的方法治疗，在静脉滴注奥美拉唑等药调整胃酸分泌、保护胃黏膜、止血以及对症处理的基础上，配合中药汤剂，以提高疗效。辨证属于胃热炽盛型，治疗当以清胃泻火、化瘀止血为法。方选三黄泻心汤加减。

【处方】大黄 10g，黄连 6g，黄芩 12g，白及 10g，栀子 12g，侧柏炭 12g，茜草 12g，仙鹤草 12g，丹皮 10g，地榆炭 10g，紫珠草 15g，煅瓦楞子 15g，天花粉 10g，甘草 6g。

【用法】每日 1 剂，水煎取汁，分早晚 2 次温服。

在服药治疗的同时要注意休息，适当多饮开水，饮食宜清淡，忌食肥腻辛辣之品。

在住院期间，医生与患者要密切配合，患者一定要服从医护人员的管理，遵医嘱，按要求配合治疗。

第二节　证治方药

一、肝火犯胃型

【主症】吐血色红或紫暗，大便色黑如柏油，口苦胁痛，心烦易怒，寐少梦多，嗳气腹胀，或有黄疸，舌质红绛，苔薄黄，脉弦数。

【治法】清肝泻火，和胃止血。

【方药】龙胆泻肝汤加减。

龙胆草 10g，栀子 12g，黄芩 10g，柴胡 10g，泽泻 10g，生地 12g，当归炭 10g，藕节炭 10g，仙鹤草 15g，白茅根 15g，车前子 12g，白及 10g，茜草 12g，白芍 12g，丹皮 10g，甘草 6g。

【方解】方中龙胆草、栀子、柴胡、黄芩清肝泻火和胃；白芍、生地、当归炭滋阴养血，使泻中有补，清中有养；车前子、泽泻清热利湿；白茅根、丹皮、仙鹤草、茜草、白及、藕节炭凉血化瘀止血；甘草调和诸药。上药合用，具有清肝泻火、和胃止血之功效。

【临证注意】上消化道出血尤其是急性大量出血，病情危重，治疗起来颇为棘手，死亡率较高，应采取中西医结合的方法积极治疗。单独应用中医治疗只适宜于出血量少、病情稳定的上消化道出血患者。

二、胃热炽盛型

【主症】脘腹胀满，甚则作痛，吐血色红或紫暗，或夹杂食物残渣，口干口臭，便秘或大便色黑，喜冷饮，舌质红，苔黄或黄腻，脉滑数或弦滑。

【治法】清胃泻火，化瘀止血。

【方药】三黄泻心汤加减。

大黄 10g，黄连 6g，黄芩 12g，白及 10g，栀子 12g，侧柏炭 12g，茜草 12g，仙鹤草 12g，丹皮 10g，地榆炭 10g，紫珠草 15g，煅瓦楞子 15g，天花粉 10g，甘草 6g。

【方解】方中大黄、黄连、黄芩苦寒清胃泻火；丹皮、栀子清热凉血；天花粉养阴清热和胃；白及、茜草、侧柏炭、仙鹤草、地榆炭、紫珠草凉血化瘀止血；煅瓦楞子制酸和胃，止痛止血；甘草调和诸药。上药配合，共成清胃泻火、凉血化瘀止血之剂。

【临证注意】中医治疗上消化道出血不能单纯止血，应根据辨证结果的不同选用与之相应的治法、方药，如胃热炽盛者宜清热和胃以止血，肝火犯胃者宜清肝泻火以止血，气虚血溢者宜健脾益气以摄血，气衰血脱者则应健脾益气、回阳固脱。

三、阴虚火旺型

【主症】胃痛隐隐，吐血量多，其色鲜红，面色潮红，头晕心悸，口渴欲饮，烦躁不安，或有盗汗、耳鸣，大便色黑如柏油或干黑，舌质红，苔薄少，脉细数。

【治法】滋阴降火，凉血止血。

【方药】玉女煎加减。

石膏 15g，麦冬 15g，生地 15g，旱莲草 18g，太子参 15g，知母 10g，白及 12g，牛膝 15g，侧柏叶 12g，丹皮 10g，藕节炭 10g，阿胶（烊化）12g，玄参 12g，茜草 12g，甘草 6g。

【方解】方中石膏、知母清胃泻火；生地、麦冬、玄参、旱莲草养阴清热；牛膝引血下行；太子参补气养阴；茜草、丹皮清热凉血止血；白及、侧柏叶、藕节炭凉血止血；阿胶补血养血、止血；甘草调和诸药。上药合用，具有滋阴降火、凉血止血之功效。

【临证注意】辨证论治是中医的特色和优势，治疗上消化道出血应据辨证选用相应的治法、方药。上消化道出血病情重，变化快，应密切注意病情的变化，用药要随症状的改变灵活变通，不可固定一方一法，否则极易延误病情，甚至危及生命。

四、气虚血溢型

【**主症**】胃痛绵绵，时作时止，痛时喜按，遇劳后更甚，吐血绵绵不止，时轻时重，其色暗淡，大便色黑而溏，面色苍白，头晕心悸，兼有神疲、气短、怯寒、自汗等，舌质淡，苔薄白，脉细弱。

【**治法**】健脾益气，养血止血。

【**方药**】归脾汤加减。

黄芪 30g，仙鹤草 18g，党参 15g，白术 12g，当归 12g，麦冬 12g，五味子 10g，三七粉（冲服）3g，龙眼肉 10g，地榆炭 10g，阿胶（烊化）12g，茯苓 12g，酸枣仁 12g，白及 12g，炙甘草 6g。

【**方解**】方中党参、白术、茯苓、炙甘草取四君子汤之意，以健脾益气；当归、黄芪取当归补血汤之意，以益气生血养血；党参、麦冬、五味子取生脉散之意，以益气养阴；龙眼肉、酸枣仁补益心脾，安神定志；地榆炭、仙鹤草、白及、三七凉血化瘀，固涩止血；阿胶补血养血，止血；炙甘草兼能调和诸药。上药合用，具有健脾益气、养血止血之功效。

【**临证注意**】上消化道出血的发病原因复杂多样，比如消化性溃疡、急性胃黏膜损害、食管胃底静脉曲张破裂等，一旦发病，应早期就诊，尽快明确病因，积极救治。中医和西医治疗上消化道出血各有所长，中西医结合有助于提高临床疗效。

第三节 失治误治解析

一、失治误治原因分析

（一）审论不全，诸多证型不能分辨

上消化道出血的临床表现复杂多样，有肝火犯胃型、胃热炽盛型、阴

虚火旺型以及气虚血溢型等诸证型存在，临证时审证不全，诸多证型不能分清，必将出现辨病、辨证上的失误。

（二）盲目自信，过分强调中医的作用

中医治疗上消化道出血有一定的局限性，尤其是对于急性大量出血者，单纯应用中医治疗显得力量单薄。临床中，医生盲目自信，过分强调中医药的作用，致使治疗失当甚至误治，时有发生。

（三）药不对证，不加分析乱用止血法

药证相符是取得好的疗效的前提，止血是治疗上消化道出血的基本法则，但由于引发出血的原因不同，止血方法也应各异，药不对证，不加分析地乱用止血法也是常见的误治原因。

（四）病因不除，即使取效也容易反复

引起上消化道出血的原因是复杂多样的，但就临床来看，以消化性溃疡并发的出血较为多见，若不注意治疗消化性溃疡等原发病，病因不除，即使取效也容易反复。

二、治疗失当病案举例

病案1 张某，男，61岁，1985年9月30日就诊。

初诊： 患者今晨吐血满口，色黑成块，约半碗许，西医拟诊为胃溃疡并发上消化道出血。诊见面色微红，语言不弱，脉象洪大，举按有力，舌质红润。四诊合参，考虑为肝胃郁火上腾，迫血于外。投以釜底抽薪之大黄黄连泻心汤加味。日进2剂，煎服。

二诊： 服后出血益甚，气逆而喘，腹胀肠鸣，大便溏泻，日四五次，食欲锐减，诊脉未变，舌质晦暗无苔。甚为惊骇，细察之，素有腰脊酸痛，阴水加重，则屈曲受限，前医皆谓腰肌劳损。且常有小便频数、下肢不温等症，为得其悟，乃肾元不足，阳气浮越，龙雷之火上潜，鼓动脉道，迫血妄行。急以温补下元、潜纳浮阳为主。童便一盅为引，煎服1剂血止，继服2剂巩固。1年后追访未复发。

（误治纠偏案3则. 安徽中医学院学报，1991）

71

分析：此为辨病、辨证失当，肾元不足，阳气浮越，误为肝胃郁火。医者墨守脉洪大为热为实、语言低微为寒为虚之常论，而疏忽了真假虚实与真假寒热之辨异，以致初诊出现失误。后来医者详查病情，从患者小便频数、下肢不温等症，知患者乃肾元不足，阳气浮越，龙雷之火上潜，鼓动脉道，迫血妄行，所以以温补下元、潜纳浮阳之法为治，吐血止，病渐愈。如若临证时详细询问病史，四诊合参，仔细分析，则辨病辨证失当自可避免，误诊误治不难克服。

病案 2　逢某，男，24 岁，1980 年 7 月就诊。

初诊：患者以腹痛、大便下血 5 日为主诉就诊，诊见形体瘦弱，面色萎黄，双下肢内侧有密集片状瘀斑，脘腹疼痛，大便下血（先便后血或血便混杂），量多如柏油样，水食不得入，入则腹痛难忍，随即大便下血，口渴喜热饮食，舌淡，苔薄白，脉弦细缓而无力。1 周前，某医以热入血分，迫血妄行之证，投以犀角地黄汤 1 剂。服药后全身不适，呼吸急迫，腹痛加剧，四肢不温，前额角出现约鸭蛋大小包块，疼痛质软，按之似有波动感，四肢瘀斑增加，连点成片，四肢暴露部位遇冷风则瘀斑加重，全身不能自支，查胸片示两肋膈角变钝。此病不退反进，病情危笃，原因何在？经脉症合参，认为此非热入血分之证，乃中焦虚弱，脾失统摄之属。此证非但不能凉血，反应以益气健脾温中，佐以止血。选用归脾汤加减，是为正治。

二诊：服用 2 剂之后，腹痛、下血明显减轻，皮肤瘀斑明显减少，呼吸平稳，四肢复温，胸片示肋膈角正常。守方继服 10 剂，腹痛、下血消失，饮食正常，全身无不适。为巩固疗效，予人参归脾丸早晚服用，随访至今，未见复发。

（归脾汤加减治误救逆一得. 长春中医学院学报，1995）

分析：此为辨病、辨证失当，中焦虚寒，气不摄血误诊为热入血分。本例患者便血量多色黑，肌肤瘀斑，但其形体瘦弱，面色萎黄，口渴喜热饮食，舌淡，苔薄白，脉细缓无力，全非有热之象，乃一派中焦虚寒，气不摄血之征，另四肢暴露部位遇冷风则瘀斑加重，说明该患者形体素虚，本不应辨误。但初诊一见大便下血色黑、肌肤瘀斑，便全然不顾有无舌绛、有无脉象细数，盲目舍脉从症，按热入血分，迫血妄行论治，妄投犀角地黄汤，使虚者更虚，出现失误，险些丧生。这充分说明全面了解病情，综合分析，仔细辨证的重要性。

病案 3　张某，男，44 岁，1982 年 11 月 2 日就诊。

患者罹患肝病 10 载，两度因鼓胀入院治疗。3 日前忽呕血盈杯，复入病房，除以西药对症支持治疗外，取大黄煎汤频服以止血。2剂后，遂反胃，呕出黯红色血液，证情危重。

初诊：会诊时，见面色晦白，四末发凉，舌质淡紫，脉象沉迟。急投黄土汤加党参，以快速温中摄血为要。煎汤，少量多次温服。

午后，吐血渐少，次日全止。原方连进1周，后以暖肝温脾之剂调理两旬，诸症状悉平。

（血证失误例析. 北京中医杂志，1988）

分析：此为辨病、辨证失当，气虚呕血误诊为胃热壅盛。出血是由于血液不按经脉运行而溢于脉外，临床上多因气虚、气逆、血瘀、火热等原因引起，有虚实寒热之分、轻重缓急之异。因此临证应全面掌握临床资料，做到四诊合参，详加辨证，分清标本缓急，谨慎选法用药，方能取得好的疗效。此例患者系鼓胀所致呕血，初治时不加辨证地加用大黄止血，把气虚呕血当成胃热壅盛，以致出现误诊、误治。如若医者仔细询问病史，重视患者病程已久，药多寒凉，肺脾早损的本质，参以面色晦白、四末发凉、舌质淡紫、脉象沉迟之征象，则脾胃虚寒，统摄无权之呕血的诊断不难确立，辨病、辨证失误即可避免。治疗此例患者只宜温中健脾摄血，不宜寒凉戕伐，予黄土汤加党参之类，药证相符，方可取得满意的疗效。

三、避免失治误治方法

（一）中西合参，重视辨证

西医辨病较中医有明显的优势，西医能明确上消化道出血的实质，使治疗更有针对性；中医辨证能使治疗具有个体差异。中西合参，辨病与辨证结合考虑，在明确西医诊断、中医诊断的前提下，仔细辨证，方能避免误诊、误治，提高临床疗效。

（二）掌握特征，分清证型

上消化道出血的临床表现复杂多样，病机各不相同，且常虚实兼见，相互联系、相互转化，只有掌握其临床特征，分清不同证型，才能做到临证从容不乱，不为疑似症状所迷惑，避免出现误诊、误治。

（三）恰当选法，谨慎选药

在确立上消化道出血的治疗原则时，要抓住其发病机制，依辨证的结果而定，不能毫无目的的乱用。只有根据病情恰当选法，才能避免出现治疗失误。用药正确与否是治疗成败的关键所在，在临床中治疗原则正确而用药不当者也时有发生，所以还应做到谨慎选药，恰当用方。

（四）中西结合疗效好

上消化道出血病情重、变化快、死亡率高。中医、西医治疗上消化道出血各有所长，各具特色，对于病情急重、出血量较大的上消化道出血患者，单纯应用中医方法治疗显得力量单薄，应中西医结合，多方法配合，多途径用药，积极救治，方能发挥综合治疗效能，有助于提高临床疗效。

溃疡性结肠炎又称慢性非特异性溃疡性结肠炎，是一种病因尚不十分清楚的直肠和结肠慢性非特异性炎症性疾病。病变主要限于大肠黏膜与黏膜下层。本病可发生在任何年龄，以 20~40 岁为多，男女发病率无明显差别。溃疡性结肠炎在我国较欧美少见，且病情一般较轻，但近年来患病率有所增加，重症也常有报道。

溃疡性结肠炎以腹泻、黏液脓血便、腹痛为主要临床表现，病情轻重不等，多呈反复发作的慢性病程，属中医学"泄泻""痢疾"等的范畴。中医认为，溃疡性结肠炎主要是由于素体脾胃虚弱，复加感受湿邪、饮食所伤、七情内伤等诸因素的影响，致使湿郁大肠，气血阻滞，传导失司而发病。

第六章　溃疡性结肠炎

第一节　临床辨证

一、病因病机

溃疡性结肠炎的病位在大肠，与肝、脾、肾三脏关系密切。其病因为脾虚失于健运，湿浊内生，郁而化热；或感受外邪，损伤脾胃，酿生湿热；或情志失调，损伤肝脾，肝脾不和，气滞血瘀。以上诸因素均可导致湿热蕴结大肠，腑气不利，气血凝滞，壅而为脓，呈现腹痛、腹泻、便下黏液、脓血等症状。病程延久，以致伤及脾肾，脾气下陷，肾阳衰微，正气虚馁，阴阳俱伤。本病的病理性质总属本虚标实，一般初期以邪实为主，多为湿热蕴滞大肠和肝郁气滞，在证候演变过程中，湿热内蕴和气机郁滞日久，可转化为气滞血瘀、脾肾阳虚、阴血亏虚等诸多证候。如若湿热缠绵，胶结不解，或局部气血郁滞，或因久泻伤阳损阴，可出现虚实夹杂、寒热交错的局面。

二、辨治思路

（一）首辨虚实与寒热，辨认主症得要领

溃疡性结肠炎病程较长，病情时轻时重，反复发作，致使本虚标实，本虚为脾肾两虚，标实为水湿之邪蕴结肠道。水湿郁久则化热，脾虚日久则下寒，故其病机寒热错杂，虚实并见，较为复杂，或寒多热少，或热多寒少。临证时应首辨其虚实，分清寒热之多少，以明确溃疡性结肠炎的发病机制，灵活选择治法和方药。若暴泻以水湿蕴结为主，则宜祛邪治标，化湿利水；久泻反复发作，多属脾肾阳虚，应温补脾肾，佐以利水渗湿；久郁化热宜清利中焦；命门火衰则应温补命门。

溃疡性结肠炎有症状较为集中的特点，腹泻、大便形状的改变以及里急后重可称之为主症，这些主要症状不仅是患者的主诉，更是急需解决的痛苦，也是辨病位、病性的主要依据，更是审度病势进退的标志，辨认这些主症，可明确溃疡性结肠炎的发病要领，找出其发病机制，以确立正确的治疗原则，此乃辨治溃疡性结肠炎的主要思路。通常情况下，腹泻伴肛门灼热，

或泻而不爽，多属湿热下注；大便稀溏，因饮食不当或劳倦过度而复发，多属脾胃虚弱；腹泻因精神刺激或情绪变化而复发，多属气滞湿阻；腹泻常于五更发生，或病久溏泄不止，多属脾肾两虚。从大便形状的改变来说，大便稀溏，夹有白色黏冻如清涕状，多属虚寒；大便呈白色黏冻夹脓液状，多属虚寒中夹湿热；大便呈脓血黏液或纯红鲜血，多属实热；大便呈黄白黏液，多属湿热夹寒。里急后重是溃疡性结肠炎的主要表现之一，通常里急后重，便后减轻，多属湿热；里急后重，便后不减或稍劳累就加重，多属脾虚；里急后重常伴有腹痛、肛门灼热，多属火热；里急后重常伴有腹痛，痛而拒按，多属积滞瘀血实证；里急后重常伴腹部冷痛，喜温喜按，多属虚证。

（二）权衡标本调虚实，急发治实缓治虚

溃疡性结肠炎具有时轻时重、反复发作、虚实相兼、滞损交错的病理特点，正邪交争、正虚邪恋存在于发病的全过程，急性发作期与缓解期的交互出现反映出溃疡性结肠炎本虚与标实矛盾的主次变化特征。因此，以扶正祛邪为基础，权衡其标本虚实，是确立正确治疗法则的前提和基础。就临床来看，溃疡性结肠炎急性发作期以气郁、湿热、血瘀之邪实为主，正虚处于从属地位，而缓解期以脾肾虚弱为重，余邪留滞，较少显露。所以，在治法的选择上，宜急发治实缓治虚。急性发作期以治实为主，治虚为辅助，根据滞壅大肠之病邪的属性，采用不同的逐邪方法，调理胃肠，兼顾正虚；缓解期以治虚为重，少佐治实，依据正气内虚的病性不同，采用不同的补脏方法扶助正气，兼除余邪。

（三）理气活血止疼痛，清热温中兼涩肠

肠道气机失调，不能升清降浊，则水谷精微与糟粕混杂而下呈现腹泻，气机不畅则腹痛或里急后重，气滞日久导致肠道血脉凝滞，腹痛更甚。腹泻、腹痛、里急后重是溃疡性结肠炎的突出症状，理气活血止痛不仅能解除腹痛、里急后重，还有助于纠正腹泻，是治疗溃疡性结肠炎的主要方法之一，临床中可根据辨证结果的不同与其他治疗方法配合应用。疏肝理气药能调节胃肠蠕动，改善胃肠功能，常用的有木香、陈皮、青皮、枳壳、香附等；活血止痛药能解除胃肠平滑肌痉挛，缓解腹部疼痛不适，常用的有延胡索、干姜、肉桂、没药、当归、蒲黄、炒五灵脂等。

溃疡性结肠炎以中焦脾胃虚寒，下焦肾阳不足为本，肠道水湿蕴阻为

标，常呈现寒热错杂，治疗时应清热温中并举，灵活应用清热温中涩肠之法。清热可用白头翁、生地、地榆、黄芩、黄连、黄柏、苦参等，若湿热壅阻中焦较重者，还可用大黄荡涤肠热；若中焦虚寒之患者，应重视温中涩肠，药用肉豆蔻、煨诃子；若脾胃虚寒日久致使肾阳受损者，可用温阳固脱收涩之补骨脂、乌梅等。

（四）止血生肌长肌肉，益气健脾抗复发

湿热之邪灼伤肠络，或寒湿之邪阻滞肠道，血脉凝滞，久瘀化腐溃烂，血液不循常道，溢出脉外，从而出现便下脓血黏冻等症状。现代研究表明，溃疡性结肠炎病变部位在急性期可见黏膜弥漫性充血、水肿和渗血，常有广泛炎症及大小不等的溃疡面。针对溃疡性结肠炎肠黏膜溃疡之局部病变，选用一些具有止血生肌的方药，如桃花汤加白及、孩儿茶、明矾等，有助于促进局部溃疡愈合，提高临床疗效。

溃疡性结肠炎症状控制容易，但抗复发较难。有研究表明，溃疡性结肠炎多数存在有脾虚的证候。脾胃虚弱不但是溃疡性结肠炎缓解期的基本病理特征，更是溃疡性结肠炎发作期的易感体质因素，益气健脾可提高机体免疫功能，有利于受损肠黏膜的修复，防止病情复发。因此，不论是溃疡性结肠炎缓解期的病灶修复治疗，还是疾病愈后的抗复发治疗，都要把益气健脾放在一个重要的位置，益气健脾是抗复发的有效方法。

（五）直肠给药效果好，合理饮食很重要

辨证论治是中医治疗溃疡性结肠炎的特色和优势，在内服中药的同时配合直肠给药，有利于肠黏膜局部炎症的消退，加速溃疡修复愈合，显著提高中医治疗溃疡性结肠炎的临床疗效。直肠给药首先能使药物直达病所，产生局部药物浓度优势，有利于直肠、结肠黏膜充血水肿的消退及溃疡的修复和愈合；其次药物通过直肠中、下静脉及肛管静脉绕过肝脏直接进入大循环，可防止或减少药物在肝脏中发生化学变化，从而大大提高了药物的生物利用度。在药物的选择上，常用的有白头翁、苦参、白芷、大黄炭、白及、血竭、五倍子、赤石脂、儿茶、黄连等，可以此为基础根据病情的不同组方，也可选用生肌散、锡类散等中成药。

饮食是引发溃疡性结肠炎并影响其治疗和康复的重要因素，合理的饮食对溃疡性结肠炎患者来说很重要。合理饮食首先要做到饮食有节制，定时用

餐，不可过饥过饱，以食用温软而易于消化的食物为宜。若条件许可，还可根据病情的不同选择药膳进行调养，对症进食。

三、辨证要点

溃疡性结肠炎总属虚实错杂，本虚标实，故其辨证应根据不同的病理变化特点，首先辨明虚实、标本之主次。本病在急性期以标实为主，湿热与气血相搏，壅滞于大肠，当辨湿、热、气滞、血瘀的偏盛；在缓解期以本虚为主，主要责之于脾肾虚弱，但多虚实错杂，余邪未清，当辨明主要病变脏器之所属。

四、辨证论治的思维模式

（一）辨证思维程序

1. 首先详细了解患者的病情，结合相关的检查，进行鉴别诊断，以确立溃疡性结肠炎的诊断，明确中医之病名，并注意其是否有伴发病。在确立溃疡性结肠炎的诊断时，应注意结合结肠镜检查、粪便化验、X线钡剂灌肠检查、活组织病理检查等，以与慢性细菌性痢疾、阿米巴肠炎、慢性血吸虫病、肠结核、克罗恩病、大肠癌、肠易激综合征等疾病相鉴别。

2. 通过进一步分析，辨明本虚及标实情况，以找出其病理实质所在，辨析其所属的中医证型，分清是属湿热壅滞型、肝脾不和型、脾虚湿困型、气滞血瘀型，还是脾肾阳虚型、阴血亏虚型，并注意其兼夹证、并见证等。

3. 根据辨证分型之结果，确立相应的治法、方药及用法。

（二）示范病例

病案 蒋某，男，40岁，2005年10月7日就诊。

患者腹痛、腹泻及反复出现黏液便已5年，曾到数家医院诊治，经查结肠镜、大便常规等，诊断为溃疡性结肠炎。几年来先后服用过补脾益肠丸、盐酸小檗碱片、诺氟沙星胶囊、复方地芬诺酯片、结肠炎丸等药，病情仍时有反复。因近2周来腹痛及黏液便明显加重，要求服中药治疗。诊时患者腹痛，粪便夹有黏液脓血，日大便5~6次，肛门灼热，里急后重，脘痞纳呆，口干渴，小便黄，查舌质红，苔黄腻，脉滑数。结肠镜检查显示降结肠黏膜充血、水肿，有3处溃疡面；大便常规检查显示为黏液脓血便，白细胞

（++），红细胞（++）。

第一步：确立溃疡性结肠炎的诊断，明确中医之病名。

根据患者患溃疡性结肠炎数年，反复发作，现腹痛、粪便夹有黏液脓血、日大便 5~6 次、肛门灼热、里急后重，结合结肠镜、大便常规检查，溃疡性结肠炎的诊断可以确立，此乃急性发作。患者现以腹痛、粪便夹有黏液脓血、肛门灼热、里急后重为主要表现，当属中医学痢疾的范畴。

第二步：分清虚实，辨明证型。

患者属溃疡性结肠炎急性发作，病程虽长，但现在一派湿热壅滞之象，并无明显虚损之征，属实证。综合各方面的情况，根据患者腹痛，粪便夹有黏液脓血，肛门灼热，里急后重，脘痞纳呆，口干渴，小便黄，舌质红，苔黄腻，脉滑数，中医辨证属湿热壅滞型。

第三步：确立治法、方药及用法。

辨证属于湿热壅滞型，治当清热燥湿，行气导滞。方用白头翁汤加减。

【处方】白头翁 15g，黄连 9g，黄柏 10g，秦皮 10g，厚朴 10g，砂仁 6g，马齿苋 15g，茯苓 12g，木香 6g，炒槟榔 12g，陈皮 12g，赤芍 10g，白芍 12g，生地榆 12g，甘草 6g。

【用法】每日 1 剂，水煎取汁，分早晚 2 次温服。

在服药治疗的同时，应戒除饮酒，注意饮食调节，以清淡、易消化为原则，不食辛辣刺激性食物。

第二节　证治方药

一、湿热壅滞型

【主症】多见于溃疡性结肠炎初起或急性发作时，腹痛、腹泻，肛门灼热，里急后重，粪便夹有黏液脓血，口干渴，小便黄，舌质红，苔黄腻，脉滑数。

【治法】清热燥湿，行气导滞。

【方药】白头翁汤加减。

白头翁 15g，黄连 9g，黄柏 10g，秦皮 10g，马齿苋 15g，茯苓 12g，厚朴 10g，砂仁 6g，建曲 12g，木香 6g，槟榔 12g，陈皮 12g，赤芍 10g，白芍 12g，地榆 12g，甘草 6g。

【方解】方中白头翁清解肠中湿热毒邪；马齿苋、黄连、黄柏、秦皮苦寒清热，解毒燥湿，助白头翁清化肠中湿热，挫败致病邪毒；地榆清热解毒，敛疮攻瘀，凉血止血；赤芍、白芍、甘草滋养阴血，活血通络，缓急止痛；厚朴、木香、槟榔、陈皮行气导滞，恢复肠道传化之职；茯苓、建曲、砂仁健脾祛湿和胃，改善胃肠功能。诸药配合，具有清热燥湿、行气导滞、养阴止血、改善胃肠功能之功效，切中湿热壅滞型溃疡性结肠炎的发病机制。

【临证注意】溃疡性结肠炎主要是湿邪为患，其治疗应在调理脏腑功能的基础上，以祛湿为主，宜根据病邪的盛衰、正气的强弱以及证候转化的情况灵活运用。湿热壅滞型是溃疡性结肠炎初起及急性发作时最为多见的证型，由于湿热壅滞气机的表现较为突出，治疗应在清热燥湿、行气导滞上下功夫。此阶段结肠病损以炎性反应及络脉损伤为主，治疗还要以苦寒清肠、解毒凉血之重剂祛其毒邪，修复络脉损伤，设堤防变。

在湿热壅滞型溃疡性结肠炎的治疗中，应注意用药不可过于渗利、苦燥，以防化燥伤阴。在药物治疗的同时，还应注意饮食调节，宜食清淡、易消化之食物，忌食辛辣肥腻之品，以免助湿生热。

二、肝脾不和型

【主症】腹泻、大便稀溏或溏软不爽，常夹杂有脓血、黏冻，大便前腹痛肠鸣，便后疼痛缓解，每因情绪紧张或忧伤而发生或加重，脘腹痞满，嗳气少食，舌质淡，苔薄白，脉弦细。

【治法】抑肝扶脾，调和肠胃。

【方药】痛泻要方加味。

白术 12g，白芍 12g，陈皮 12g，车前子 12g，茯苓 15g，苍术 9g，黄连 6g，香附 10g，防风 6g，槟榔 12g，柴胡 10g，枳壳 10g，乌梅 6g，甘草 6g，大枣 6 枚。

【方解】方中白术、茯苓、苍术、陈皮健脾燥湿，调和肠胃；防风疏风胜湿，理脾升阳；柴胡、枳壳、香附、槟榔疏肝理气，行气导滞，恢复肠道传化之职；白芍滋养阴血；乌梅酸甘，柔肝敛阴，涩肠止泻；黄连清热解毒燥湿；车前子清热利湿止泻；甘草、大枣益气和中，调和诸药。上药合用，共成抑肝扶脾、清热燥湿、调和肠胃之剂。

【临证注意】中医治疗溃疡性结肠炎应视发作期和缓解期的不同情况，遵循急则治其标、缓则治其本的原则，发作期以治标为主，缓解期以治本为重，再根据辨证分型的结果选择合适的方药。溃疡性结肠炎属难治之证，不易速愈，治疗要持之以恒，善于守方，切勿急于求成，朝用夕改。

肝脾不和型患者腹痛、腹泻来去迅速，每因情志因素而发作，因此调畅情志在其治疗中占有重要地位。对于此类患者，在出现腹痛、腹泻时，宜以抑肝扶脾、调和肠胃为治疗原则，以迅速缓解症状，待症状消失后，及时调整治疗方案，改为补脾益肠，以恢复胃肠正常的传导功能，防止腹痛、腹泻再发。

三、脾虚湿困型

【主症】腹痛腹泻，里急后重，泻而不爽，便中夹有脓血黏冻，赤少白多，或纯为白冻，纳呆胸闷，面色萎黄，神疲乏力，舌质淡，苔白腻，脉濡弱或滑。

【治法】健脾益气，祛湿止泻。

【方药】参苓白术散加减。

党参15g，茯苓12g，白术12g，扁豆12g，山药15g，薏苡仁15g，陈皮12g，砂仁6g，黄芪18g，槟榔10g，木香6g，黄连6g，莲子肉10g，建曲12g，甘草6g，大枣6枚。

【方解】方中党参、白术、茯苓、扁豆、山药、薏苡仁、砂仁、莲子肉取参苓白术散之意，健脾益气，祛湿止泻；木香、陈皮、槟榔行气导滞，有助于恢复肠道传化之职；黄连清热化湿解毒；黄芪补中益气；建曲健脾和胃，促进消化；甘草、大枣益气和中，调和诸药。上药合用，共奏健脾益气、祛湿止泻、行气导滞、清化湿毒之效，使脾健湿祛，肠胃功能逐渐恢复，则腹痛腹泻、里急后重诸症状自除。

【临证注意】溃疡性结肠炎不论何种证型，皆有湿邪凝聚肠道为患，湿随阳气的盛衰可异化为湿热或寒湿，但就临床来看，以化为湿热者居多，化为寒湿者较少，脾虚湿困型就是在脾虚的基础上湿滞不散引发的。脾虚湿困型患者经正确治疗绝大多数症状可逐渐消失，但在症状缓解后，还应以健脾益肠之法巩固治疗一段时间，以避免或减少复发。也有个别患者，脾健湿祛后湿热之象逐渐显现，此时应及时调整用药，适当增加清热化湿解毒之品，做到药随症变。

根据溃疡性结肠炎多属虚实夹杂、本虚标实的特点，治疗宜寓攻于补，或寓补于攻，或攻补兼施，灵活运用。攻邪以清热利湿、疏肝理气为主；补虚以健脾益气、温补脾肾为主。运用苦寒攻伐之品不宜过度，以防止损伤正气；补虚不宜滋腻，止泻慎用固涩，以防变生他证。

四、气滞血瘀型

【主症】腹胀肠鸣或腹痛拒按，脓血便，大便不畅，血色紫黯，下腹或左下腹局限性压痛，或有包块，嗳气食少，肌肤甲错，舌质紫黯或有瘀斑，苔薄少，脉沉弦或涩。

【治法】活血化瘀，行气导滞。

【方药】膈下逐瘀汤加减。

当归10g，赤芍12g，桃仁9g，红花9g，五灵脂10g，蒲黄10g，乌药10g，黄芪15g，香附10g，枳壳12g，白芍15g，黄连9g，白及10g，焦山楂12g，甘草6g，大枣6枚。

【方解】方中当归、赤芍补血活血；桃仁、红花活血化瘀，消散病灶之凝瘀；五灵脂、蒲黄化瘀止痛；乌药行气止痛；枳壳、香附行气导滞；黄芪、当归补养气血，以扶正气；黄连、焦山楂消滞清热；白及收敛止血，消肿生肌，促进溃疡愈合；白芍、甘草缓急止痛；甘草、大枣益气和中，调和诸药。诸药配合，活血化瘀，行气导滞，补虚扶正，消肿生肌，促进溃疡愈合，很适合气滞血瘀型溃疡性结肠炎患者使用。

【临证注意】气滞血瘀型溃疡性结肠炎以左下腹局限性疼痛、拒按为特征，此证湿热毒邪衰退，溃疡局部病损突出，治之当消除气血之凝聚，化瘀消肿生肌，修复损伤之肠黏膜。治疗用药不可过于刚燥，破气之品亦当慎用。由于病久脾气虚弱，应适当佐以健脾益气之品，以扶正祛邪，增加化瘀之力。

气滞血瘀型溃疡性结肠炎病程较长，单纯内服中药效果较差，宜配合直肠给药，采用保留灌肠的方法。除气滞血瘀型溃疡性结肠炎外，其他证型也可根据病情的需要配合以直肠给药。应用中药保留灌肠能使药物直达病所，提高治疗溃疡性结肠炎的疗效，临床可根据情况选用。灌肠剂的组方宜以调脏腑、平寒热、收敛生肌、促进溃疡愈合为原则。

五、脾肾阳虚型

【主症】久病不愈，黎明前脐腹作痛，肠鸣即泻，便中夹杂有黏液，泻后则安，形寒肢冷，面色㿠白，腰膝酸软，舌质淡胖，苔白滑，脉沉细无力。

【治法】温补脾肾，固涩止泻。

【方药】附子理中汤合四神丸加减。

熟附子 9g，党参 15g，白术 12g，茯苓 12g，补骨脂 15g，肉豆蔻 6g，五味子 6g，吴茱萸 3g，厚朴 10g，山药 30g，干姜 6g，砂仁 6g，黄柏炭 9g，陈皮 10g，甘草 6g。

【方解】方中补骨脂、吴茱萸、肉豆蔻、五味子取四神丸之意，温肾暖脾，涩肠止泻；党参、白术、茯苓、甘草益气健脾，与温中暖肠胃的熟附子、干姜、吴茱萸配合，运脾土，振奋中阳，中阳振复，升发运转，可使清升浊降，肠胃功能恢复正常；陈皮、砂仁理气健脾开胃；厚朴调气导滞；黄柏炭清化湿热毒邪，又苦以坚阴；甘草、大枣益气和中，调和诸药。上药合用，脾肾两补，温中寓涩，调气导滞，兼能清化湿热毒邪，使肠胃功能协调，溃疡性结肠炎自可逐渐康复。

【临证注意】脾肾阳虚型溃疡性结肠炎病程已久，以肠鸣腹泻、泻后则安、形寒肢冷为特征，一派虚寒之象，其治疗当遵治泻九法之"燥脾、温肾、酸收、固涩、升提"五法为治，但须审证准确，以防恋邪。此类患者治疗取效较慢，不能急于求成，要以调补脏腑功能为基础，缓图以功。在饮食的选择上，应以温性易消化食物为宜，少食生冷、肥腻之品，以防损伤中阳，滋生湿浊，若条件许可也可选用具有补益脾肾作用的药膳进行调养。

溃疡性结肠炎急性发作与缓解交替出现，病程较长，其病机复杂多变，治疗时应审时度势，灵活变通。在疾病早期常以湿热为主，邪壅滞肠，在清化湿热的同时要扭转病势，使之由滞转通，用药宜导滞不宜涩止；在脾胃虚弱尤其是脾肾阳虚阶段，疾病以正气内亏为主，往往少邪无滞，或无邪无滞，病势以本亏肠滑为主，在扶正的同时必须扭转病势，使之由通转涩，用药宜涩不宜通，适度选用涩肠止泻药物。

六、阴血亏虚型

【主症】腹中隐痛，久泻不止，便下脓血，午后低热，头晕目眩，失眠盗汗，心烦易怒，消瘦乏力，舌质红，苔薄少，脉细数。

【治法】滋阴养血，益气固肠，化瘀生肌。

【方药】驻车丸加减。

黄连6g，当归12g，阿胶12g（烊化），干姜6g，白芍15g，地榆炭10g，枳壳10g，党参15g，麦冬15g，五味子12g，芡实18g，白及10g，三七5g，槐花12g，甘草6g。

【方解】方中黄连清热燥湿止泻，阿胶滋阴养血，当归养血活血，干姜温中散寒，四药配合取驻车丸之意，以滋阴清热养血，固肠止痢；党参、麦冬、五味子，取生脉散之意以益气养阴；白芍养阴补血，缓急止痛；枳壳行气导滞；地榆炭、白及、槐花清热解毒，凉血止血，又能化瘀敛疮生肌，促进溃疡愈合；芡实固涩止泻；三七化瘀止血；甘草调和诸药。上药合用，共成滋阴养血、益气固肠、化瘀生肌之剂。

【临证注意】阴血亏虚型溃疡性结肠炎多由湿热壅滞型日久化燥，伤及阴血而来，病以阴虚血亏与肠络损伤为主，治疗宜滋阴养血止血，化瘀生肌，益气固肠，促进溃疡愈合，以润补取效，不可以温补收功。本证虽属阴血虚少，但不可过用阴柔滋腻之品，应本阳中求阴之旨指导用药，以免滋腻碍胃，适得其反。

自我调养在溃疡性结肠炎患者的治疗中占有十分重要的地位，患者应保持规律化的生活起居，调畅情志，克服紧张、焦虑等不良情绪，戒除烟酒，饮食定时定量，以柔软、易消化、富有营养为原则，并补充足量的维生素，增强机体抗病能力，以配合治疗。

第三节 失治误治解析

一、失治误治原因分析

（一）忽视鉴别，诊断失误

溃疡性结肠炎在临床表现上与慢性细菌性痢疾、阿米巴肠炎、慢性血吸虫病、肠结核、克罗恩病、大肠癌、肠易激综合征等疾病有诸多相似之处，如若临证时诊查不细致，忽视鉴别，缺少结肠镜、粪便化验、X 线钡剂灌肠、活组织病理等检查，容易出现诊断失误。在临床中，肠易激综合征误诊为溃疡性结肠炎、结肠癌误诊为溃疡性结肠炎以及溃疡性结肠炎误诊为阿米巴肠炎或慢性细菌性痢疾者，时有发生。

（二）中西不分，见病套药

溃疡性结肠炎是现代医学之病名，可归属于中医学"泄泻""痢疾"等的范畴，有些医生惑于西医诊断，临证时中西不分，过分依赖现代检查，丢掉了辨证论治，寒热虚实不分，妄以西医之病遣中医之药，见病套药，一见溃疡性结肠炎就应用具有活血化瘀、消炎止痛以及促进溃疡愈合作用的中药，甚至将治疗溃疡性结肠炎的中药堆积应用，结果造成治疗失误。

（三）审证不详，辨证失误

溃疡性结肠炎有急性发作期和缓解期之不同，临床表现多样，有湿热壅滞型、肝脾不和型、脾虚湿困型、气滞血瘀型、脾肾阳虚型、阴血亏虚型等证型存在，并常有兼夹证、并见证，如果临证时审证不详，辨证不细致，虚实不分，或拘泥于临床经验，或只注意临床常见的证型而忽视其兼证和并见证，容易出现辨证失误。临床中将脾虚湿困误诊为脾肾阳虚、肝脾不和误诊为脾虚湿困，以及病情已变而用药不变者，常可见到。

（四）不知巩固，过早停药

不知巩固，过早停药，是溃疡性结肠炎常见的治疗失误之一。溃疡性结肠炎见效容易而治愈较难，常反复发作，临床上腹痛腹泻、便下脓血等症状消失并不代表溃疡面完全愈合，还应再巩固治疗一段时间，以拔除病根，使溃疡完全愈合，提高机体抗病能力，防止复发。医生忽视巩固治疗或患者不知巩固治疗而过早停药，常使溃疡性结肠炎反复发作。

（五）不遵医嘱，失于调养

自我调养在溃疡性结肠炎患者的治疗中占有十分重要的地位。患者不遵医嘱，失于调养，生活起居无规律，长期心情抑郁，精神紧张，吸烟饮酒，饥饱失常，嗜食肥腻、生冷、辛辣等对胃肠有刺激性的食物，可直接影响溃疡性结肠炎的治疗和康复，也是误治的原因之一。在临床中，溃疡性结肠炎患者经治疗自觉症状消失，因饮食不慎而致病情复发或急性加重者，并不少见。

二、治疗失当病案举例

病案1 杨某，男，50岁，1987年4月5日就诊。

患者自述3年前因不明原因出现腹泻、大便稀，春季为重，每日2~3次，曾多处就医，经结肠镜及钡剂灌肠透视等检查，诊断为非特异性溃疡性结肠炎，经中、西医治疗皆无明显疗效。

初诊： 近2个月来腹泻更甚，每到夜半子丑时便腹胀、腹痛，腹中雷鸣，继则欲便，急忙如厕，稍缓则有不及之势，泻下稀溏之便后得缓，稍候又便，至天明时必行3~4次，患者疑为癌变，精神紧张，夜难入眠，昼日昏沉，纳食欠佳，饥不愿食，查舌质红，苔白稍腻，脉弦。遂予疏肝健脾之痛泻要方加减。

二诊： 用药10剂，毫无效验。又予参苓白术散合四神丸以健脾利湿、温阳散寒之法治之。

三诊： 再服5剂，非但无效，反感胸闷、烦热不适，腹痛腹胀加重，自觉有气上攻，口干、口苦，恶心干哕，手足发冷，舌质淡红，苔白腻，脉沉弦。细析之，结合发病之时间，用药后之情况，思悟为病在厥阴，寒热胜复之证，遂易仲景乌梅丸加减。

用药5剂后，腹痛、胀减轻，腹泻次数减少。上方加减先后共服25剂，诸证消除，复查结肠镜示溃疡面基本愈合。为善其后，给予中成药乌梅丸继服之，以巩固疗效。

（久泻误治挽逆案析. 浙江中医杂志，1994）

分析： 此为辨证失当，寒热错杂之证误诊为肝气乘脾和脾胃虚弱。溃疡性结肠炎以泄泻为突出表现者时常可以见到，因其病程已长，多表现为寒热错杂。泄泻寒热错杂证之病因病机十分复杂，或起于感受外邪，或发时精神紧张，或脾虚湿盛，临证时若不仔细辨析，囿于常规，容易造成误诊、误治。本例患者以泄泻为突出表现，初因患者精神紧张、夜难入眠、脉弦而诊为肝气乘脾，再因纳食欠佳、饥不愿食、舌质淡、苔白稍腻等诊为脾胃虚弱，出现失误，之后根据发病时间、用药后之情况等仔细分析，辨为病在厥阴，属寒热错杂之证，给予乌梅丸加减效果满意。

病案2 郭某，男，46岁，1986年3月1日就诊。

患者腹痛下痢、口舌溃烂疼痛2年余，经纤维结肠镜和活组织病理检查，诊断为慢性非特异性溃疡性结肠炎，经用柳氮磺吡啶、苦参明矾合剂、锡类散等治疗，病情不减，要求服中药汤剂治疗。

初诊： 腹部隐隐作痛，下痢黏液脓血，日便3~4次，伴肠鸣下坠，纳差食少，形体消瘦，口唇及舌边尖有6处溃疡，查舌质淡红，苔微黄腻，脉细数。辨为湿热久痢，胃热上蒸。拟以清热燥湿、泻火解毒法治之。

二诊： 服药6剂，腹痛下痢不减，口疮反而加重，纳谷不香，体倦乏力，心烦失眠，查舌质淡，苔薄白，脉细无力。细审脉证，此乃阳气下陷，阴火上乘之故，前药过用苦寒之品，更伤脾胃之阳，元阳受损，阴火上干，急投东垣补脾胃、泻阴火之升阳汤加减。

三诊： 1周后腹痛下痢、后重感已除，睡眠好转，饮食有味，效不更方。

上方加减服用2个月，诸症状若失，复查纤维结肠镜，黏膜充血、水肿、糜烂、溃疡等病变均消失。之后以补中益气丸调理，随访半年，下痢、口疮均未复发。

（久大痢口疮纠误医案1则. 辽宁中医杂志，1987）

分析： 此为辨证失当，虚寒痢误诊为湿热痢。溃疡性结肠炎以腹泻、黏液脓血便、腹痛为主要表现者居多，属中医学"痢疾"的范畴。中医认为痢疾由外感时邪、内伤饮食等引起，临床有多种证型，其中以湿热痢较为常见，但若临证时不注意分辨，一见痢疾就只考虑湿热证，用清热解毒利湿之法治之，则势必造成误诊、误治。此例患者病程已久，初治时不察久痢脾胃虚弱之本，误诊为湿热痢，投大剂苦寒泻火解毒之品，从而造成误诊、误治。若抓着纳差食少、体倦乏力、舌质淡、脉细等阳气不足的表现，四诊合参，则阳气下陷、阴火上乘之虚寒痢的诊断不难确立，误诊、误治自可避免。

病案3 蒋某，女，42岁，2005年10月8日就诊。

患者腹痛腹泻、大便带黏液已5年，经大便常规、结肠镜等检查，诊断为慢性非特异性溃疡性结肠炎，经常服加味香连丸、结肠炎丸、盐酸小檗碱片、补脾益肠丸等以缓解症状。2周前腹痛、腹泻又发，黎明前脐腹作痛，肠鸣即泻，便中夹杂有黏液，泻后则安，形寒肢冷，面色㿠白，腰膝酸软，纳差脘痞。随到医院诊治，诊断为溃疡性结肠炎急性发作，给予加味香连丸治疗，服药10天，诸症状不但不减，反而有加重之势。此乃脾肾阳虚型溃疡性结肠炎，误用具有清热燥湿、行气导滞作用的香连丸，使阳虚更甚，故而症状不减反重，即用附子理中汤合四神丸加减以温补脾肾、固涩止泻。服药半月，腹痛、腹泻明显减轻，守方加减再服月余，自觉症状完全消失。之后继续服用补脾益肠丸以巩固疗效。

（尹国有提供）

分析：此为脾肾阳虚型溃疡性结肠炎误用具有清热燥湿、行气导滞作用的香连丸，出现治法失误。香连丸是治疗溃疡性结肠炎的常用中成药，但只适用于湿热壅滞型患者。此例患者初治时一派脾肾阳虚之见症，医者不加分析地给予所谓的治疗溃疡性结肠炎的中成药香连丸，结果药证不符，使阳气更虚，出现失误。辨证论治是中医的精髓，应用中成药也需辨证。医者临证时注意辨证用药，根据病情恰当选用中成药，避免误治并不困难。

三、避免失治误治方法

（一）重视鉴别，结合检查

详细询问病史，掌握溃疡性结肠炎的辨病要领，结合结肠镜、粪便化验、X线钡剂灌肠、组织病理等辅助检查，重视鉴别诊断，尤其注意溃疡性结肠炎与慢性细菌性痢疾、阿米巴肠炎、慢性血吸虫病、肠结核、克罗恩病、大肠癌、肠易激综合征等的鉴别诊断，能提高溃疡性结肠炎的诊断准确率，避免误诊、误治。

（二）抓着主症，详加辨证

全面收集临床资料，根据溃疡性结肠炎急性发作期与缓解期的不同，掌握其辨证要领，抓着主症，结合兼症，审证求因，详加辨证，分清标本缓急，还应注意类似证型的鉴别，尤其是脾虚湿困型与脾肾阳虚型、肝脾不和型溃疡性结肠炎的区别，能避免辨证上的失误，确立正确的治法和方药。

（三）标本兼顾，谨慎选药

溃疡性结肠炎以腹痛腹泻、便下脓血为主要临床表现，常反复发作，其治疗较为困难，取效较慢。临床应找出溃疡性结肠炎的发病机制以治其本，针对腹痛腹泻、便下脓血等的不同情况缓解之，并根据病情的变化随时调整用药，做到标本兼顾，谨慎选药，方可避免治疗用药的偏差和失误。

（四）内服效差，结合灌肠

溃疡性结肠炎以结肠局部黏膜充血、水肿以及溃疡为主要特征，治疗的目的在于调整脏腑气血阴阳，恢复机体正常的生理功能，促进局部病损的修复和愈合。有些患者，尤其是病久病情顽固的患者，单纯内服中药效果较差，此时应结合直肠给药，使药物直达病所，以发挥综合治疗的优势，提高疗效。

（五）注意配合，自我调养

药物治疗与自我调养相互配合，养成良好的生活习惯，保持规律化的生活起居，克服紧张、焦虑等不良情绪，戒除烟酒，饮食定时定量，以柔软、易消化、富有营养为原则，避免暴饮暴食、饥饱失常等，注意补充足量的维生素，忌食肥腻、生冷、辛辣等对胃肠有刺激性的食物，以避免病情反复。

功能性消化不良是指具有上腹痛、上腹胀、早饱、嗳气、食欲不振、恶心呕吐等上腹不适症状，经检查排除引起这些症状的器质性疾病的一组临床综合征，症状可持续或反复发作，病程一般规定为超过 1 个月或在 12 个月中累计超过 12 周。功能性消化不良是临床常见的一种功能性胃肠病，有调查表明功能性消化不良占我国胃肠专科门诊患者的半数左右。功能性消化不良不仅影响患者的生活质量，而且造成相当高的医疗费用，因此已逐渐成为现代社会中一个主要的医疗保健问题。

功能性消化不良根据临床主症的不同而分属于中医学"胃脘痛""痞满""嘈杂"等的范畴。其发病多因外邪内陷、饮食停滞、痰湿内阻、七情失调、脾胃虚弱诸因素相互作用，致使中焦气机不利，升降失职所致。

第七章　功能性消失不良

第一节　临床辨证

一、病因病机

中医认为引发功能性消化不良的原因是多方面的，禀赋不足，脾胃虚弱，饮食伤胃，胃失通降，劳倦伤脾，脾失健运，情志伤肝，肝郁气滞，内伤外感，湿热中阻，水湿内停，痰浊滞胃，胃阴不足，虚火内盛，湿滞日久，寒热错杂，以上诸因素均可导致脾胃功能障碍，升降失职而发病。但就临床来看，饮食不节与情志所伤在功能性消化不良的发病中占有主导地位，一方面是由于人民生活水平的提高，往往暴饮暴食，饮食过量，损伤脾胃，即所谓"饮食自倍，肠胃乃伤"；另一方面，生活节奏加快，工作、学习压力增加，人们精神日益紧张，致情志抑郁，伤及气机，肝气郁结，横逆犯胃，脾胃受损，纳运失调，形成食积、湿热、痰瘀等病理产物，阻滞中焦气机，脾胃升降失司，导致胃肠运动功能紊乱，出现上腹痞满、纳呆早饱、疼痛嘈杂等一系列症状。功能性消化不良的病位主在胃，涉及肝脾，以脾胃虚弱为本，气滞、血瘀、食积、痰湿为标。基本病机为本虚标实，脾虚气滞贯穿疾病的始终。

二、辨治思路

（一）辨治必须认准病，注意鉴别防误诊

功能性消失不良并无特征性的临床症状，主要表现为上腹痛、上腹胀、早饱、嗳气、食欲不振、恶心呕吐等，常以某一个或某一组症状为主，在病程中症状也可发生变化。其起病缓慢，病程长久，呈持续性或反复发作，不少患者有饮食、精神等诱发因素。引起上述症状的疾病有很多，在临床中辨治首先必须认准病，注意鉴别诊断，以确立功能性消失不良的诊断，防止出现误诊。

功能性消失不良的诊断是有主诉和排除诊断相结合，所以需借助胃镜、B超等检查手段排除胃、肝、胆、胰及肠道的器质性病变。以上腹痛为主要

症状者，应做胃镜、B超及有关化验检查，以排除糜烂性胃炎、十二指肠炎、消化性溃疡、胃癌及肝胆胰之疾患；以烧心、反酸等症状为主者，应做胃镜检查，以排除反流性食管炎，对诊断困难的病例可做食管内24小时pH监测及食管压力测定，以了解症状与反流的关系；以腹胀、早饱、嗳气等运动障碍表现为主要症状者，应做胃肠运动功能检查及胃镜检查，根据需要酌情做有关内分泌及免疫学检查等，以除外糖尿病及结缔组织等全身性疾病。

（二）偏实偏虚各不同，临证注意细区分

功能性消失不良的病理特征是虚实夹杂，或虚多实少，因虚致实，或因邪热食滞日久而致实证夹虚，故临证时应注意仔细区分，辨明虚实的主次之别，以明确治疗时消补的侧重。其治疗的总原则是邪实明显者以消为主，虚象突出者以补为重。

辨明功能性消失不良偏实或偏虚主要从病程、病因以及脘腹胀的程度、全身症状等几方面来考虑。偏实者病程较短，多由感受热邪、饮食不节、情志失调所致，其脘腹胀较明显，体质较壮实，无乏力神疲；偏虚者病程较长，多由禀赋虚弱、久病体虚、劳倦过度或过用克伐之剂所致，其脘腹胀较轻，体质较差，可有神疲乏力、精神萎靡、纳差等虚弱之象。

（三）气机失常常存在，脾胃虚弱是根本

功能性消化不良病在胃而涉及肝脾两脏，脾胃为后天之本，气血生化之源，胃主受纳，脾主运化，脾胃升降运化功能的强健有赖肝之疏泄条达维持，如若肝郁气结，气机失常，肝气犯胃，肝木横克脾土，致使脾胃虚弱，纳运障碍，气机升降失常，则脘腹胀满不适、嗳气、纳差、恶心诸症状丛生。这当中，素体脾胃虚弱是功能性消化不良发病之本，肝失疏泄，气机失常则是促使发病的诱因和常见病理变化。要治疗功能性消化不良，必须以标本同治为原则，治标可迅速改善自觉症状，治本则可使脾胃运化功能强健以祛除病根，要把握气机升降，调节肝之疏泄、脾之升清降浊以及胃之和降，以疏肝健脾、理气和胃为基本治则，在此基础上依辨证结果之不同选用与之相适应的治疗方法。

（四）饮食情志是诱因，自我调节不能忘

功能性消化不良多在脾胃虚弱的基础上，因饮食不节、情志失调，致使

脾胃运化功能失常而发病，饮食不节和情志失调是功能性消化不良的主要诱发因素，因此，自我调节是促使功能性消化不良顺利康复，防止病情反复的重要一环，应当切记。

要养成良好的生活习惯，保持规律化的生活起居，做到劳逸结合，保持心情舒畅，克服急躁、恐惧等不良情绪。在饮食的选择上应以养胃而不伤胃为原则，纠正不良的饮食习惯和不良嗜好，少吃易引起腹胀的食品，避免吃产气的食物和进食含气的饮料，不贪食，不暴饮暴食，戒除烟酒，要选择易消化的食物，少食辛辣、肥腻等刺激性食物，注意荤素搭配，以素为主，并可根据病情的需要选用适宜的药膳进行调理，以配合治疗。

（五）自觉症状常反复，巩固治疗很重要

功能性消化不良的巩固治疗很重要，是促使功能性消化不良完全康复的必由之路。一般而言，功能性消化不良经治疗自觉症状可很快消失，但一时的症状消失并不代表病已经治愈，多数有反复的可能，临床中功能性消失不良患者症状时轻时重、时有时无者不是很多吗？所以还应注意再调补一段时间，以巩固之，方能拔除病根，防止病情反复，根治功能性消化不良。巩固治疗以调补脾胃为主，理气和中为辅，可在香砂六君子汤、逍遥散的基础上化裁，常用药物有党参、白术、茯苓、薏苡仁、山药、陈皮、半夏、竹茹、佛手、木香、砂仁、黄连、厚朴、川芎、太子参、黄芪、柴胡、甘草等。

三、辨证要点

功能性消化不良的辨证以辨寒热虚实为要点。痞满不适急迫，渴喜冷饮，舌红苔黄，脉数者为热；痞满不适绵绵，得热则舒，口淡不渴，舌淡苔白，脉沉者属寒；痞满不适，不能食，或食少不化，大便溏薄者为虚；痞满不适时减，喜揉按者属虚；痞满不适，嗳气则舒，大便秘结者为实；痞满不适拒按，得食更甚者为实。

四、辨证论治的思维模式

（一）辨证思维程序

1. 首先详细了解患者的病情，结合相关的检查，进行鉴别诊断，以确立功能性消化不良的诊断，明确中医之病名。在确立功能性消化不良的诊断

时，需借助胃镜、B超等检查手段，排除胃、肝、胆、胰及肠道的器质性病变，尤其注意与慢性胃炎、十二指肠炎、消化性溃疡、胃癌、慢性胰腺炎、慢性肝炎、慢性胆囊炎等疾病相鉴别。

2. 通过进一步分析，找出其发病机制，分辨出其是脾胃虚弱型、肝胃不和型、饮食伤胃型、胃阴亏虚型，还是肝郁化火型、寒热错杂型，并注意其兼证、并见证等。

3. 根据辨证分型之结果，确立相应的治法、方药及用法。

（二）示范病例

病案 陈某，女，31岁，2005年11月28日就诊。

患者自2002年3月开始出现上腹部胀满不适，时断时续、反复发作，每因情志刺激、饮食不节或劳累过度而诱发或加重，曾到数家医院诊治，多次检查B超、彩超、胃镜、肝功能、消化道钡餐透视等未见器质性病变，诊断为功能性消化不良，经常服多潘立酮片、香砂养胃丸、维生素B_6片等以缓解症状。1周前因境遇不佳上腹部胀满不适再现，虽自服多潘立酮片、健胃消食片数日而症状不减。现上腹部胀满不适，痞塞反酸，胸闷喜叹息，嗳气频频，纳差恶心，大便滞而不爽，查舌质淡红，苔薄白，脉弦。B超检查示肝、胆、脾、肾及胰腺未见明显异常；电子胃镜检查示胃黏膜稍有充血。

第一步：明确中西医诊断。

根据患者上腹部胀满不适，时断时续、反复发作数年，每因情志刺激、饮食不节或劳累过度而诱发或加重，曾到数家医院诊治，多次检查B超、彩超、胃镜、肝功能、消化道钡餐透视等未见器质性病变，诊断为功能性消化不良，本次发病因于境遇不佳，临床症状与以前相似，查B超及电子胃镜检查未见明显异常，西医可确诊为功能性消化不良。在确立功能性消化不良的诊断时，应注意鉴别诊断，排除胃、肝、胆、胰及肠道的器质性病变。根据患者的病史，结合其以上腹部胀满不适、痞塞反酸为突出表现，中医诊断为痞满。

第二步：分辨其中医证型。

患者本次发病因于境遇不佳，表现为上腹部胀满不适，痞塞反酸，胸闷喜叹息，嗳气频频，纳差恶心，大便滞而不爽，舌质淡红，苔薄白，脉弦。一派肝胃不和的见证，中医辨证当属肝胃不和型。

第三步：确立治法、方药及用法。

辨证属肝胃不和型，治当疏肝理气，健脾和胃。方用柴胡疏肝散加减。

【处方】柴胡 10g，白芍 15g，茯苓 15g，陈皮 12g，当归 12g，白术 15g，竹茹 9g，香附 10g，川芎 12g，建曲 15g，麦芽 15g，山楂 15g，莱菔子 9g，甘草 6g，大枣 6 枚。

【用法】每日 1 剂，水煎取汁，分早晚 2 次服。

在服用中药治疗的同时，注意情志调节，保持心情舒畅，重视饮食调理，戒除烟酒，饮食以清淡、易消化为宜，慎食肥腻、辛辣、生冷之品。

第二节　证治方药

一、脾胃虚弱型

【主症】胃脘痞满，闷胀不舒，纳差食少，食后或劳累则加重，神疲乏力，嗳气不爽，口淡不渴，面色萎黄，舌质淡，苔薄白，脉细弱。

【治法】健脾益气，调中和胃。

【方药】香砂六君子汤加减。

党参 15g，白术 12g，茯苓 12g，木香 6g，砂仁 6g，陈皮 12g，半夏 9g，厚朴 10g，柴胡 9g，当归 12g，枳实 6g，建曲 12g，麦芽 12g，山楂 12g，甘草 6g。

【方解】方中党参、白术、茯苓、木香、陈皮、半夏、砂仁、甘草取香砂六君子汤之意，健脾益气和胃，理气止痛；柴胡气质轻清，能疏解少阳之郁滞；厚朴、枳实理气畅中；当归养血活血；建曲、麦芽、山楂健胃消食，化积调中；甘草调和诸药。上药合用，共成健脾益气、调中和胃之剂，能调节胃肠功能，缓解胃脘痞满、闷胀不舒、嗳气不爽等症状。

【临证注意】脾胃虚弱型是功能性消化不良最常见的一种临床类型，患者平素体质较弱，病程较长，稍有饮食不慎或劳累即可使病情反复。治疗应注意缓图以功，切不可急于求成，往往欲速则不达。

注意饮食调理，戒除饮酒，少食辛辣、肥腻及生冷之食物，必要时结合药膳进行调养，不仅可使脾胃功能强健，促使脾胃虚弱型功能性消化不良顺利康复，也可预防功能性消化不良的发生。

二、肝胃不和型

【主症】脘腹不舒，痞塞满闷，胸胁胀满，胸闷喜叹息，嗳气频频，每因情志因素而发作或加重，大便不畅，舌质淡红，苔薄白，脉弦。

【治法】疏肝理气，健脾和胃。

【方药】柴胡疏肝散加减。

柴胡 10g，白芍 15g，当归 12g，白术 15g，茯苓 15g，陈皮 12g，枳壳 9g，香附 10g，川芎 12g，建曲 15g，麦芽 15g，山楂 15g，莱菔子 9g，甘草 6g，大枣 6 枚。

【方解】方中柴胡、川芎、陈皮、香附、白芍、枳壳、甘草取柴胡疏肝散之意，以疏肝理气，和血止痛；当归养血活血；白术、茯苓、建曲、麦芽、山楂、莱菔子健脾消食和胃，理气畅中；甘草、大枣补气和中，甘草兼能调和诸药。诸药配合，具有疏肝理气、健脾和胃、改善胃肠功能之功效。

【临证注意】肝胃不和型功能性消化不良每因情志抑郁或生气恼怒而诱发，在女性患者中尤为多见。肝胃不和型功能性消化不良迁延日久可演变为肝郁脾虚，其治疗与肝胃不和型稍有不同，临证时应注意区别。

忧虑抑郁等不良情绪不仅可诱发肝胃不和型功能性消化不良，而且会导致其他证型的功能性消化不良患者的自觉症状加重和病情反复。因此，在药物治疗中要注意做好卫生宣传工作，解除患者的心理压力，保持心情舒畅，以促使疾病顺利康复。

三、饮食伤胃型

【主症】胃脘痞满，食后尤甚，嗳气频作，不思饮食，呕吐不消化食物，吐后或矢气后则舒，大便不爽，舌质淡，苔厚腻，脉弦滑。

【治法】消食导滞，健脾和胃。

【方药】保和丸加减。

陈皮 12g，半夏 9g，茯苓 15g，莱菔子 9g，山楂 15g，建曲 15g，连翘 15g，鸡内金 12g，白术 15g，佛手 10g，大腹皮 10g，甘草 6g，大枣 6 枚。

【方解】方中陈皮、半夏、连翘、山楂、莱菔子、建曲、茯苓取保和丸之意，健脾和胃，消食导滞；加用鸡内金加强消食之力；佛手、大腹皮理气和中消胀；白术、茯苓健脾祛湿和胃；甘草、大枣补气和中，甘草兼能调和诸药。诸药配合，共成消食导滞、健脾和胃之剂。

【临证注意】饮食伤胃型功能性消化不良因饮食不慎而引发胃脘痞满不适、嗳气呕吐等，其治疗宜以消食导滞、健脾和胃为法。待食滞消除后，多逐渐呈现出脾胃虚弱的见症，治疗应及时进行调整，改为健脾理气和胃。

饮食调理在功能性消化不良的治疗中占有重要的地位，应注意纠正不良的饮食习惯和不良嗜好，少吃易引起腹胀的食品，避免吃产气的食物和进食含气的饮料，减少不宜消化食物、刺激性食物的摄入。

四、胃阴亏虚型

【主症】胃脘嘈杂或痞满，闷胀不适，或隐痛、灼痛，口燥咽干，五心烦热，消瘦乏力，口渴不欲饮，大便干结，舌质红少津，苔薄少，脉细数。

【治法】养阴益胃，和中除满。

【方药】沙参麦冬汤加减。

北沙参 12g，麦冬 10g，生地 12g，当归 12g，丹皮 10g，白芍 15g，天花粉 9g，黄连 6g，吴茱萸 3g，香橼皮 9g，佛手 9g，山楂 12g，麦芽 12g，甘草 6g。

【方解】方中北沙参、麦冬、生地、天花粉养阴益胃生津；当归、白芍滋阴养血活血；黄连、吴茱萸取左金丸之意，清肝泻火，降逆止呕；丹皮清热泻火；佛手、香橼皮理气和中，除满止痛；山楂、麦芽健脾和胃，消食散痞；甘草调和诸药。上药合用，具有养阴清热生津、益胃和中除满之功效，切中胃阴亏虚型功能性消化不良之发病机制。

【临证注意】胃阴亏虚型功能性消化不良多发于素体阳盛之患者，多因肝胃不和型患者过用理气辛燥之品伤阴所致，其治疗宜以养阴益胃、和中除满为法，在选用疏理气机之药时应尽可能避免使用辛燥之品，以防再伤阴液，化燥生火。

滋养阴液之药易于碍胃，所以在临证时还应注意保护脾胃之运化功能，以避免阴液复而脾胃又伤。在饮食的选择上，宜吃清淡、易消化之食物，忌食辛辣、肥腻之品，可多吃些豆腐、黄瓜、小白菜等，以配合治疗。

五、肝郁化火型

【主症】胃脘痞满，闷胀不适，胀连两胁，嗳气反酸，口干口苦，心烦急躁，大便不畅，舌质红，苔薄白稍黄，脉弦或细弦数。

【治法】理气解郁，清热和胃。

【方药】丹栀逍遥散加减。

丹皮 12g，栀子 12g，白芍 15g，当归 12g，柴胡 9g，茯苓 15g，白术 12g，郁金 10g，香附 9g，黄连 6g，吴茱萸 3g，竹茹 10g，车前子 10g，麦芽 12g，甘草 6g。

【方解】方中丹皮、栀子、当归、白芍、柴胡、白术、茯苓、甘草取丹栀逍遥散之意，疏肝健脾，理气解郁，养血清热；黄连、吴茱萸取左金丸之意，清肝泻火，降逆止呕；郁金、竹茹、车前子清热化湿利胆，降逆调中和胃；香附理气和中消胀；麦芽健胃消食和中；甘草兼能调和诸药。上药配合，具有理气解郁、清热和胃之功效。

【临证注意】肝郁化火型功能性消化不良多由肝胃不和，久郁化火而来，其临床表现、治法、方药与肝胃不和型同中有异，临证时应仔细分辨，详加辨证，谨慎用药，同时应注意随病情的变化及时调整用药。

本型患者有郁热存在，解郁清热是必用之法，但应注意清热宜选用轻清之品，清热勿伤脾胃中阳，丹皮、栀子、黄连、竹茹、郁金等药较为适宜，而大黄、石膏等大苦大寒之品不宜应用，否则热虽除而脾胃又伤，必难奏效。

六、寒热错杂型

【主症】胃脘嘈杂不适或灼热，畏寒肢冷，反酸口苦，心烦躁热，肠鸣便溏，遇冷加重，舌质淡，苔薄黄，脉沉细数。

【治法】辛开苦降，调中和胃。

【方药】半夏泻心汤加减。

半夏 9g，黄连 6g，黄芩 10g，干姜 6g，茯苓 12g，党参 15g，吴茱萸 3g，香橼皮 10g，佛手 9g，枳壳 9g，大腹皮 10g，陈皮 12g，建曲 15g，麦芽 15g，甘草 6g，大枣 6 枚。

【方解】方中半夏、黄芩、干姜、党参、黄连、甘草、大枣取半夏泻心汤之意，和胃降逆，开结除痞；黄连、吴茱萸取左金丸之意，清肝泻火，降逆止呕；佛手、香橼皮理气和中，除满止痛；枳壳、大腹皮、陈皮理气和中，调和肠胃；茯苓、建曲、麦芽健脾和胃消食；甘草兼能调和诸药。诸药配合，寒温并用，辛开苦降，调中和胃，适合于治疗寒热错杂型功能性消化不良。

【**临证注意**】本型患者寒热错杂，治疗宜辛开苦降，寒温并用，调中和胃。由于寒热错杂型功能性消化不良的临床表现或偏于寒，或偏于热，临证时需仔细分辨，以根据病情调整各类药物的用量，做到药证相符，恰到好处。

功能性消化不良总以脾虚气滞为基本病机，其治疗宜以健脾理气和胃为基本治则，以改善和消除胃脘部饱胀不适、嗳气、纳差等症状为目的，在此基础上，根据中医辨证结果的不同，灵活选择治法和方药。

第三节　失治误治解析

一、失治误治原因分析

（一）妄下结论，诊断失误

功能性消化不良以上腹痛、上腹胀、早饱、嗳气、食欲不振、恶心呕吐为主要症状，与慢性胃炎、十二指肠炎、消化性溃疡、胃癌、慢性胰腺炎、慢性肝炎、慢性胆囊炎等疾病在临床表现上有诸多相似之处，如若临证时诊查不细致，忽视鉴别诊断，缺少 B 超、肝功能、胃镜等检查，妄下结论，容易出现诊断失误。在临床中将慢性胆囊炎、十二指肠炎误诊为功能性消化不良者，不是时有发生吗？

（二）以偏概全，辨证失误

功能性消化不良的临床表现多种多样，有脾胃虚弱型、肝胃不和型、饮食伤胃型、胃阴亏虚型、肝郁化火型、寒热错杂型等证型存在，并常有兼夹证，如果临证时审证不详，辨证不精，或拘泥于临床经验，以偏概全，一见胃脘痞满、纳差神疲就按脾胃虚弱型治疗，一出现脘腹胀满、嗳气反酸就只考虑肝胃不和，一见胃脘嘈杂灼热就认为是胃阴亏虚，或只注意临床常见的证型而忽视兼夹证，难免不出现辨证失误。

（三）拘于经验，治法失误

就临床所见，功能性消化不良以脾胃虚弱型居多，健脾理气和胃是治疗功能性消化不良的常用法则，有一部分医生拘于经验，不加辨证地乱用健脾理气和胃之法，把健脾理气和胃当成治疗功能性消化不良的法宝，割裂健脾理气和胃与其他治疗法则的关系，结果出现治法和用药失误。临床中只治标不治本，不加辨证地见痛止痛，见胀消胀，见嗳气就降气导致的治疗失误，也时有发生。

（四）失于调养，过早停药

功能性消化不良的发病与情志失调、饮食不节诸因素密切相关，自我调养在功能性消化不良的治疗康复中占有十分重要的地位。不遵医嘱，失于调养，生活起居无规律，饮食无节制，长期精神紧张、吸烟饮酒等，直接影响慢性胃炎的治疗和康复，也是误治的原因之一。由于功能性消化不良常反复发作，一时的症状消失并不代表病已治愈，应注意巩固治疗，过早停药也是临床常见的治疗失误。

二、治疗失当病案举例

病案1 田某，男，42岁，2006年9月23日就诊。

患者半年前开始出现脘腹痞胀满闷，纳差嗳气，喜叹息，之后时断时续，心情不佳时易发，曾检查B超、胃镜、肝功能等，未发现器质性病变，诊断为功能性消化不良。

初诊： 近1周来因生气脘腹痞胀满闷再发，胀连两胁，嗳气频频，时有叹息，口干口苦，大便干结。考虑为肝气犯胃，肝胃不和所致，给予疏肝理气、健脾和胃之剂，方选柴胡疏肝散加减。

二诊： 服药1周，脘腹痞胀满闷、嗳气虽有所减轻，但又出现心烦急躁、嘈杂反酸，查舌质红，苔薄黄，脉弦数。详审之，此乃肝郁化火，肝胃郁热之证，即给予丹栀逍遥散加减治疗。

服药3剂心烦急躁除，大便顺畅，其他症状也明显减轻，继续调治10天，自觉症状完全消失。

（尹国有提供）

分析： 此为辨病、辨证失当，肝郁化火，肝胃郁热证误诊为肝气犯胃，肝胃不和。肝郁化火证与肝胃不和证在临床表现上有诸多相似之处，比如都受情志因素的影响，都可出现胀连两胁、嗳气、喜叹息等。本例患者因生气而发病，以脘腹痞胀满闷、胀连两胁、嗳气频频、时有叹息为主要表现，初治时据此认为是肝胃不和之证，而忽视了口干口苦、大便干结等热象之存在，结果出现诊断失误，药证有别，故而疗效欠佳。如若在临证时详审脉症，则热象不难分辨，肝郁化火证的诊断即可确立，误诊、误治不难避免。

病案 2 罗某，女，31 岁，2007 年 3 月 5 日就诊。

患者胃脘部痞满不适反复发作近 5 年，常因情志不畅而诱发，曾到数家医院诊治，查 B 超、胃镜、肝功能等，均未发现胃、肝、胆、胰及肠道存在器质性病变，诊断为功能性消化不良。

初诊：近 2 个月来胃脘部痞满不适持续而不休，精神抑郁，甚以为苦，并伴有五心烦热，消瘦乏力，纳差嗳气，大便干结，查舌质红少津，苔薄少，脉细数。迭进疏肝健脾和胃之剂，始终未能奏效。考虑患者久病，又屡进香燥疏利之剂，是阴越伤而液越亡，观患者体瘦，舌红少津、苔薄少而脉细数，且有五心烦热、大便干结等，俱属阴虚之象，不养阴则难复胃降之和，非柔肝则不能涵其横逆之气，是当益胃柔肝，稍佐理气畅中，方以沙参麦冬汤加减。每日 1 剂，水煎服。

服药 9 剂后胃脘部痞满不适明显减轻，五心烦热消失，大便转为顺畅，饮食有增。守方加减再服 14 剂，诸症悉除。

（尹国有提供）

分析：此为辨病、辨证失当，泥于常法，略于辨证，肝胃阴虚误诊为肝胃不和。肝胃不和是功能性消化不良常见证型之一，疏肝健脾和胃是治疗之常法，然本案实属肝胃阴虚，前医囿于常法，投疏肝健脾和胃之剂而致误诊、误治。疏利之品其性多香燥辛散，用于肝胃不和当是中的，但若对肝胃阴虚者用之，势必伤其阴津。从其症见体瘦脉细、舌质红少津以及五心烦热、大便干结等，阴虚之证可辨。若临证时能四诊合参，详辨其证，误诊、误治自可避免。

病案 3 智某，男，49 岁，2004 年 4 月 30 日就诊。

患者患功能性消化不良已 3 年余，时有胃脘部痞满不适、纳差嗳气，经常服多潘立酮片、香砂养胃丸等以缓解症状。半月来胃脘部痞满不适、纳差嗳气又重，服多潘立酮片数日不效。

初诊：现患者胃脘部痞满不适，嘈杂反酸，纳差嗳气，口燥咽干，五心烦热，消瘦乏力，大便干结，查舌质红少津，苔薄少，脉细数。临床诊断为胃阴亏虚型功能性消化不良，治以养阴益胃、和中除满为法，方选沙参麦冬汤加减。

【处方】沙参 15g，麦冬 15g，泽泻 12g，黄连 10g，白术 15g，玄参 15g，郁金 12g，生地 12g，栀子 15g，当归 12g，丹皮 10g，白芍 15g，熟地 15g，茵陈 18g，阿胶 12g（烊化），大黄 10g，甘草 6g，大枣 6 枚。

服药 6 剂，胃脘部痞满不适、嘈杂反酸、口燥咽干、五心烦热有所减轻。

二诊：再进中药 12 剂，脘腹痞满反而加重，并又出现恶心呕吐、大便稀溏（日 4~5 次）等。仔细分析诊治经过，诊断明确，辨证治法并无不当，唯在用药上使用黄连、阿胶、大黄、生地、熟地、玄参、郁金、栀子、茵陈、丹皮等苦寒清热、滋腻碍胃之品过多，苦寒之品伤及中阳，滋腻之品伤及脾胃，属用药不当。拟在上方的基础上减少苦寒滋腻之品，加入理脾和胃之药以调理之。

服 9 剂而病减，继续调治半月，自觉症状完全消失。

（尹国有提供）

分析：此为用药失当，胃阴亏虚型功能性消化不良在应用养阴益胃、和中除满之法时，误过用苦寒清热、滋腻碍胃之品。胃阴亏虚型功能性消化不良在临床中并不少见，对于此类患者，养阴益胃、和中除满为常用之治法，应当注意的是由于此类患者病程已长，多有肝郁脾虚之情况存在，所以在用药时切记注意健脾益胃，调理脾胃功能，尽量避免应用滋腻碍胃之品，宜养阴清热但不可大剂量应用苦寒清热药，以防滋腻之品伤及脾胃、苦寒之药伤及中阳引起变证。

三、避免失治误治方法

（一）重视鉴别诊断

详细询问病史，掌握功能性消化不良的发病特征，重视鉴别诊断，结合胃镜、B 超等辅助检查以排除胃、肝、胆、胰及肠道的器质性病变，是提高功能性消化不良诊断准确率，避免误诊、误治的可靠方法。

（二）做到详加辨证

全面收集临床资料，掌握功能性消化不良的辨证要领，注意各证型之间的鉴别要点，做到综合分析，审证求因，详加辨证，找出其临床证型，并注意是否有兼夹证，能避免辨证失误，从而确立正确的治疗方法。

（三）灵活选方用药

根据功能性消化不良中医辨证分型的不同确立适宜的治疗方法，灵活选方用药，针对上腹痛、上腹胀、早饱、嗳气、纳差、恶心呕吐等的不同情况缓解之，并随病情的变化及时调整用药，可避免用药失误。

（四）注意巩固治疗

临床上，功能性消化不良自觉症状常反复发作，故应注意巩固治疗，即使患者自觉症状完全消失也应再调补治疗一段时间，避免过早停药之误，以彻底拔除病根，防止病情反复，根治功能性消化不良。

（五）配合自我调养

在药物治疗的同时配合自我调养，养成良好的生活习惯，保持良好的情绪，避免生气、紧张和焦虑，戒除饮酒，饮食定时定量，少吃易引起腹胀的食品，能避免或减少病情反复，促使功能性消化不良顺利康复。

肠易激综合征是一种以腹痛或腹部不适伴排便习惯改变为特征的功能性肠病，需经检查排除可引起这些症状的器质性疾病。肠易激综合征的病因和发病机制尚不清楚，目前认为，肠道感染和精神心理障碍是肠易激综合征发病的重要因素。其病理生理学基础主要是胃肠动力学异常和内脏感觉异常，而造成这些变化的机制则尚未阐明。肠易激综合征是临床常见的一种功能性肠道疾病，本病以中青年居多，50 岁以后首次发病者少见，女性患者多于男性。

根据肠易激综合征的临床表现，可将其归属于中医学"腹痛""泄泻""便秘"等病证的范畴。中医学认为，其是因素体虚弱加之情志失调、饮食所伤等，致使脾胃运化功能失常，肠道传导功能障碍而发病。

第八章　肠易激综合征

第一节　临床辨证

一、病因病机

中医学认为，素体虚弱加之情志失调、饮食所伤是致使肠易激综合征发病的主要因素。其病在脾胃和肠，脾胃运化功能失常，肠道传导功能障碍是其主要病理变化。就临床来看，病机以郁、虚、湿为特点。

情志失调，肝失疏泄，气机郁滞，肝郁乘脾，以致脾虚运化失常，或脾失健运，气机郁结，二者相互影响，互为因果。素体虚弱，或饮食所伤，或他病久病伤及脾胃，以致脾胃虚弱，失于健运。此虚有脾、胃、肾的气虚和阳虚，亦见脾阴亏虚、脾虚血亏、脾虚营亏者。湿邪为患，饮食所伤以致困脾，或脾虚失运，水谷不化精微，清浊不分，或肾阳亏虚，脾肾俱损，水湿不化，湿阻肠道。郁、虚、湿为肠易激综合征的病机特点，在疾病的发展过程中，可生痰、生瘀、生热、生寒。郁、虚、湿可单独致病，也可同时致病，同时还易相互转化夹杂为患，形成寒热互结、虚实夹杂的证候。

二、辨治思路

（一）病位主要在肠胃，首当辨虚实寒热

肠易激综合征的病位主要在肠胃，病机重点在于肝脾气机失调，运化失常，大肠传导失司，日久及肾。早期多属肝郁脾虚，日久形成肝脾不调，寒热错杂；后期累及于肾，表现为脾肾阳虚；若波及血分则可见气滞血瘀等。故临床辨证首当辨明虚实、寒热以及有无气滞和其他兼夹，分清主次及相互关系。治疗宜以调整机体的寒热虚实为基础，以调理肝脾气机为重点，兼以健脾益肾，恢复胃肠正常的功能。

（二）情绪波动易激发，柔肝健脾止疼痛

情绪的波动是导致肠道功能紊乱形成肠易激综合征的内动因素，腹痛、腹部不适以及排便习惯的改变常因焦虑、抑郁、紧张以及恐惧等情志变化而

激发。"泻责之脾，痛责之肝"，情绪波动可致肝脾气机失调，肝木横克脾土，导致脾土受伐，运化失常。肝旺气结则痛，脾虚乏运则或泻或秘，肠易激综合征病发于肝旺脾虚，故治疗宜抑肝扶土，调理肝脾，用柔肝健脾止痛之剂。柔和肝体，缓肝之急常用白芍；扶土运脾，调补中虚常用党参、白术等；疏肝和胃常用麦芽、柴胡等。

（三）腹泻常因湿邪胜，运脾除湿止泄泻

腹泻是肠易激综合征最常见的症状之一，《灵枢·五邪》中有"湿盛则濡泄"之说，腹泻常因湿邪盛引发，而湿盛又多因脾虚失于健运所致，因此治泻必除湿，调理肠易激综合征宜注意应用健脾除湿之法，使脾运湿除则泄泻止，肝脾调和则腹部不适除。根据肠易激综合征不同的发病机制，除湿的方法各不一样，宜在健脾的基础上或芳香化湿（药如藿香、佩兰、白豆蔻），或淡渗利湿（药如茯苓、薏苡仁、泽泻），或苦温燥湿（药如苍术、厚朴、半夏），或祛风胜湿（药如羌活、防风），等等。根据病情可一法单独使用，也可多法配合，总以切中病机为原则。

（四）病久及肾命门虚，健脾温肾升清阳

从肠易激综合征的发病机制来看，病初以脾胃受损为主，治疗宜健脾利湿，调整胃肠功能，病久脾肾两虚，伤及命门，治疗则应注意健脾温肾升清阳。肠易激综合征病发日久，可由脾虚累及于肾，导致命门火衰，温煦无权，出现久泻不止或五更泄泻、腰膝酸软等症状，所以其治疗宜在健脾利湿的基础上，配合以温肾助阳，药用补骨脂、吴茱萸等。而久病脾为湿困，中气下陷，清阳不升，清浊不分，并走于下，也可出现久泻不愈，故升发脾气，升清降浊也为治疗肠易激综合征久泻常用的方法。

（五）便秘腹泻相交替，补脾运中调气机

肠易激综合征可表现为便秘与腹泻不规律性交替出现，可伴有上腹部不适、饱胀、恶心等。从现代医学的角度来说，此多为结肠运动障碍与分泌功能障碍的混合型；从中医的角度来看，此乃脾虚乏运，气滞湿阻所致。脾虚湿盛则泻，脾呆气滞则结，治宜补脾运中调气机，使脾胃强健，运化功能协调，气机畅顺，则便秘、腹泻、腹部不适诸症状自可消除。补脾运中可用四君子汤，以其甘补温运，强健脾胃，促进运化；调气机重在调理中州气机，

以改善肠胃功能，宜用枳实与陈皮相配，斡旋中州气机，或枳实配葛根，导滞升阳调升降，或枳实、陈皮配肉豆蔻，疏涩并用。

（六）调和肠胃平寒热，理气活血化痰浊

肠易激综合征病久脾胃虚寒，甚或累及于肾，寒自内生，复感湿热或湿郁化热，可成寒热错杂之证，此时治疗宜辛开苦降，调和肠胃，寒热并施以平寒热，方用半夏泻心汤、乌梅丸等加减。由于长期情志抑郁，肝失疏泄，肝脾气结，气机不畅，气阻日久入络及血，则血行涩滞，所以对病发已久的肠易激综合征患者，还应注意配合理气活血之法。理气可用柴胡、青皮、陈皮、枳壳、木香之类；活血可选丹参、莪术、桃仁等药；若有阴液耗伤则尽量选用既能理气又不伤阴之品，如玫瑰花、绿梅花、合欢皮等。病久以黏液便为主要表现的肠易激综合征患者，痰湿聚结是其主要病机所在，治疗应着重祛湿化痰，宜选用二陈汤、香砂六君子汤之属。

（七）自我调养很重要，调畅情志节饮食

肠易激综合征是较难彻底治愈的功能性肠病，其发病与精神因素、饮食失调密切相关，自我调养很重要。养成良好的生活习惯，注意调畅情志，节制饮食，不仅可预防或减少肠易激综合征的发生，更有助于其治疗和顺利康复。肠易激综合征患者应保持乐观向上的精神状态，克服紧张、焦虑等不良情绪，保持规律化的生活起居，戒除烟酒，饮食定时定量，慎食肥腻、生冷、辛辣等对胃肠有刺激性的食物，同时还应劳逸结合，积极参加体育锻炼，增强机体抗病能力，以配合治疗。

三、辨证要点

肠易激综合征的辨证当根据腹泻、便秘以及黏液便等突出症状的不同而有所区别。以腹泻为主要表现者，注意辨其在肝、在脾。泄泻反复不愈，每因情志因素而诱发者为肝郁克脾；久泻迁延不愈，倦怠乏力，饮食不当或劳倦即发者为脾虚。以便秘为主要表现者，注意辨其是气秘还是热秘。大便秘结、胁腹胀满、情志不舒者为气秘；大便燥结、口干口臭、心烦尿赤者为热秘。以黏液便为主要表现者，则多属寒热错杂之证。

四、辨证论治的思维模式

（一）辨证思维程序

1. 首先详细了解患者的病情，结合相关检查，进行鉴别诊断，以确立肠易激综合征的诊断，明确中医之病名。在确立肠易激综合征的诊断时，需经检查排除可引起腹痛、腹部不适以及排便习惯改变的器质性疾病，注意与具有相似症状的疾病相鉴别。

2. 通过进一步分析，找出其发病机制，分辨出是湿滞气机型、肝郁脾虚型、脾胃虚弱型、脾肾阳虚型，还是肠道燥热型、寒热错杂型，并注意其兼证、并见证等。

3. 根据辨证分型之结果，确立相应的治法、方药及用法等。

（二）示范病例

病案 史某，男，36岁，2002年8月5日就诊。

患者间断性肠鸣腹泻5年余，每因心情抑郁而发病，曾到数家医院诊治，多次粪便化验均无异常，经消化道钡餐透视、结肠镜等检查未见器质性病变，诊断为肠易激综合征，常服盐酸小檗碱片、蒙脱石散、补脾益肠丸等以缓解症状。1周前因单位下岗分流，境遇不佳，肠鸣腹泻又发，服盐酸小檗碱片、补脾益肠丸数日，肠鸣腹泻不减。现大便稀溏，每日5~7次，泻之不爽，泻后便意不尽，脐腹疼痛，小腹坠胀，肠鸣不止，纳差脘痞，查舌质淡红，苔薄白，脉濡缓，粪便化验无异常。

第一步：明确中西医诊断。

根据病史及临床表现，结合粪便检查，西医诊断为肠易激综合征。在确立诊断时，应特别注意与炎症性肠病、结肠憩室、结肠息肉、结肠癌以及慢性痢疾等相鉴别，同时还应注意与引起腹痛、腹部不适以及排便习惯改变的其他器质性疾病相鉴别。根据患者病史，结合其以肠鸣、腹泻为突出表现，中医诊断为泄泻。

第二步：分辨其中医证型。

患者大便稀溏，每日5~7次，泻之不爽，泻后便意不尽，脐腹疼痛，小腹坠胀，肠鸣不止，纳差脘痞，查舌质淡红，苔薄白，脉濡缓。既有湿浊阻滞的征象，又有清阳不升的表现，中医辨证当属湿滞气机，清阳不升型。

第三步：确立治法、方药及用法。

辨证属湿滞气机，清阳不升，治当健脾化湿，升阳导滞。方选香砂六君子汤加减。

【处方】党参 15g，白术 12g，茯苓 12g，木香 6g，砂仁 6g，升麻 6g，葛根 12g，枳壳 10g，防风 9g，陈皮 12g，山药 15g，白芍 12g，肉豆蔻 10g，槟榔 9g，甘草 6g，大枣 6 枚。

【用法】每日 1 剂，水煎取汁，分早晚 2 次服。

在应用中药治疗的同时，注意调畅情志，戒除吸烟、饮酒，饮食宜定时定量，易于消化，忌食肥腻、生冷、辛辣等对胃肠有刺激性的食物。

第二节　证治方药

一、湿滞气机型

【主症】大便稀溏，泻之不爽，泻后便意不尽，脐腹疼痛，小腹坠胀，肠鸣不止，纳差脘痞，舌质淡红，苔薄白，脉濡缓。

【治法】健脾化湿，升阳导滞。

【方药】香砂六君子汤加减。

党参 15g，白术 12g，茯苓 12g，木香 6g，砂仁 6g，枳壳 10g，防风 9g，陈皮 12g，升麻 6g，葛根 12g，山药 15g，白芍 12g，肉豆蔻 10g，槟榔 9g，甘草 6g，大枣 6 枚。

【方解】方中党参、白术、茯苓、甘草健脾益气；葛根、升麻升发脾胃清阳之气；木香、陈皮、砂仁疏利气机，醒脾开胃；枳壳、槟榔行气导滞，通降腑气；防风荡风化湿，升清舒脾；肉豆蔻温涩止泻；山药健脾止泻；白芍、甘草缓急止痛；大枣益气和中。诸药配合，将导滞化湿置于健脾升阳之内，使清升浊降，湿化滞通，腹泻便滞得除。

【临证注意】湿滞气机典型的临床表现为便溏腹泻与大便不爽相兼，治宜运脾除湿调气机，组方用药要掌握好升阳化湿与行气导滞的关系，升阳之药不宜过多且用量不可过大，应在健脾化湿、行气导滞的基础上少佐升阳之药，否则主次颠倒，致使脘腹胀满疼痛、嗳气恶心等。

本型患者湿滞肠胃，气机不畅，其发病与情志不畅以及饮酒、嗜食辛辣肥腻有关。注意调节情志，嘱患者适当参加体育活动，戒除饮酒，少食辛辣肥腻之食物，有助于其治疗和康复。

二、肝郁脾虚型

【主症】肠鸣，腹痛腹泻，泻后舒畅，反复发作，通常于恼怒、抑郁、情绪紧张之时出现，胸脘痞闷，急躁易怒，嗳气少食，舌质淡，苔薄白，脉弦细。

【治法】疏肝健脾，和胃益肠。

【方药】痛泻要方加减。

白术 18g，陈皮 12g，白芍 15g，防风 10g，柴胡 9g，枳壳 10g，葛根 12g，木香 6g，青皮 10g，乌药 10g，百合 18g，山药 15g，甘草 6g。

【方解】方中白术苦甘而温，补脾燥湿以治脾虚；白芍柔肝缓急止痛，抑制肝阳变动之性，与白术相配，扶土泻木；陈皮、木香行脾胃之气而化湿；柴胡、青皮、乌药疏达肝气而止痛；枳壳破泄滞气，消食导滞；葛根、防风升清阳，解肝郁，舒脾气；百合益胃养心，解除焦虑心烦；山药健脾益肠止泻；甘草调和诸药。上药合用，疏肝健脾，和胃益肠，止痛止泻，标本兼治。

【临证注意】肝郁脾虚型肠易激综合征的治疗以疏肝理脾为法，但应权衡肝郁、脾虚的证候轻重，肝郁重者以疏肝解郁为主，佐以健脾；脾虚重者以健脾益气为主，佐以疏肝。由于其发病与情绪抑郁有密切的关系，在药物治疗的同时必须辅以心理疏导，使患者保持良好的情绪。此类患者肝旺脾弱，加之长期腹泻，可致阴津不足，故在药物的选择上不宜过用淡渗利湿及过分燥烈之品，以免重伤阴液，肝越强而脾更虚。

湿滞气机型肠易激综合征易于转化为肝郁脾虚型，有时肝郁脾虚型也可演变为湿滞气机型，且肝郁脾虚型与湿滞气机型在临床表现、发病机制以及治法和方药方面有诸多相似之处，临证时应仔细分辨，注意区别。

三、脾胃虚弱型

【主症】饮食稍有不慎（如进食生冷、油腻之食物）即易发生大便次数增多，质稀溏或完谷不化，常夹杂有白色黏液，脘闷不舒，时有腹部隐痛，喜温喜按，面色萎黄，神疲倦怠，舌质淡，苔薄白，脉细弱。

【治法】健脾益气，化湿和胃。

【方药】参苓白术散加减。

党参 15g，茯苓 12g，白术 15g，砂仁 6g，薏苡仁 20g，桔梗 10g，山药 15g，扁豆 15g，莲子肉 12g，黄芪 15g，建曲 15g，麦芽 15g，陈皮 12g，半夏 10g，甘草 6g，大枣 6 枚。

【方解】方中党参、白术、茯苓、砂仁、薏苡仁、桔梗、山药、扁豆、莲子肉、甘草、大枣取参苓白术散之意，益气健脾，渗湿止泻；黄芪益气补中；陈皮、半夏理气化痰，祛湿和胃；建曲、麦芽理气和胃，消谷进食；甘草、大枣益气和中，调和众药。诸药合用，益气健脾，化湿和胃调中，使脾运复而湿化滞通，大便自调。

【临证注意】脾胃虚弱型肠易激综合征多见于禀赋不足及劳倦思虑之人，其病程较久，治疗应恒守补脾运中，使脾胃阳气振发，斡旋升运，缓图以功。见泻即涩、急于求成是不会有好的治疗效果的。

脾胃虚弱用补益脾胃之法方属正治，但应注意适当佐以行气开胃之品，补而不滞。同时还要注意饮食调养，宜食营养丰富、易于消化的食物，若有条件还可用山药、薏苡仁、大枣等制作的药粥进行调养。

四、脾肾阳虚型

【主症】腹部冷痛，得温稍舒，久泄不愈或五更泄，大便清稀或完谷不化，畏寒肢冷，腰膝酸软，食少纳差，面色㿠白，舌质淡胖，苔白滑，脉沉迟。

【治法】温补脾肾，涩肠止泻。

【方药】四神丸加减。

补骨脂 12g，肉豆蔻 6g，五味子 10g，吴茱萸 5g，党参 15g，茯苓 18g，白术 12g，炮姜 6g，陈皮 12g，砂仁 6g，莲子 12g，建曲 12g，甘草 6g，大枣 6 枚。

【方解】方中补骨脂、吴茱萸、肉豆蔻、五味子取四神丸之意，温肾暖脾，涩肠止泻；党参、白术、茯苓、甘草益气健脾，与温中暖肠胃的炮姜、吴茱萸配合，运脾土，振奋中阳，恢复升发运转，可使清升浊降，肠胃功能恢复正常；陈皮、建曲、砂仁理气健脾开胃；莲子补脾固涩；甘草、大枣益气和中，调和诸药。上药合用，脾肾两补，温中寓涩，使肠胃功能协调，腹痛、腹泻诸症状逐渐好转。

【临证注意】脾肾阳虚型肠易激综合征多由脾胃虚弱型和肝郁脾虚型转化而来，治疗宜脾肾双补，温中助阳。补阳时要注意于"阴中求阳"，在补阳的基础上适当佐以补阴之品。若患者阳虚阴亦不足，则要阴阳双补。

此类患者病程已长，常积年累月不愈，用药多有效，停药即复发，治疗的关键在于巩固疗效。外邪侵袭、饮食不慎以及情绪波动常是激发腹泻再次发作的主要因素，因此，养成良好的生活习惯，戒除烟酒，节制饮食，慎食肥腻、生冷、辛辣等对胃肠有刺激性的食物，克服紧张、焦虑等不良情绪很有必要。

五、肠道燥热型

【主症】腹部胀满疼痛，大便秘结，或粪便如羊屎状，日数次但排出不畅，可在左下腹触及条索状包块，面色潮红，心烦口干苦，舌质红，苔黄或黄燥，脉滑数。

【治法】泄热清肠，行气通便。

【方药】麻子仁丸加减。

枳实 10g，厚朴 9g，大黄 6g，火麻仁 18g，杏仁 10g，当归 12g，白芍 15g，陈皮 12g，竹茹 10g，麦冬 15g，虎杖 12g，黄连 6g，川芎 12g，甘草 6g。

【方解】方中火麻仁、白芍、枳实、大黄、厚朴、杏仁取麻子仁丸之意，润肠泻热，行气通便；当归、白芍滋阴养血润燥；陈皮理气和胃；麦冬、竹茹滋阴清热和胃；虎杖、黄连清除胃肠湿热；川芎行气活血，畅中止痛；甘草调和诸药。上药合用，具有泄热清肠、行气通便、调整肠胃功能之功效。

【临证注意】肠道燥热型肠易激综合征患者阳热盛，阴液不足，其治疗不仅要泄热清肠，还应注意滋养阴液，做到泄热清肠、滋养阴液与行气通便相结合。苦寒泻药不宜多用、久用。

此类患者常因嗜食酒醇、辛辣及肥腻之品，影响肠胃正常的运化吸收功能，燥热中生而引发，故调整饮食结构在其治疗中占有重要地位，应戒除饮酒，忌食肥腻、辛辣之品，多食清淡、易消化及富含纤维素的食物，以配合治疗。

六、寒热错杂型

【主症】腹中作痛或肠鸣腹泻，便下黏腻不畅，或夹泡沫，或腹泻与便秘交替出现，烦闷不欲食，脘腹喜暖，口干，舌质红或淡红，苔黄腻或白腻，脉弦滑。

【治法】平调寒热，益气和中。

【方药】乌梅丸加减。

乌梅 9g，黄连 9g，细辛 3g，黄柏 9g，炮姜 6g，党参 15g，白术 15g，茯苓 12g，当归 9g，白芍 15g，吴茱萸 5g，木香 g，陈皮 12g，山楂 12g，甘草 6g。

【方解】方中细辛、炮姜、吴茱萸辛温散寒；黄连、黄柏甘寒清热；党参、白术、茯苓、甘草益气运脾止泻；乌梅、白芍柔肝止痛；当归养血润肠；木香、陈皮理气和胃；山楂健胃消食益肠；甘草调和诸药。诸药配合，平调寒热，益气健脾，理气和中，使肠胃功能协调，则腹痛及排便异常自可消除。

【临证注意】本型患者寒热错杂，治疗宜寒温并用，平调寒热，但临床表现或偏于寒，或偏于热，需仔细分辨，以根据病情调整各类药物的用量，做到恰到好处，方能达到预期的治疗效果。由于此类患者常因脾虚不运，气机不畅而致腹部疼痛不适、排便异常，因此益气和中，健脾理气也是治疗中应当特别注意的。

此类患者寒热错杂，在饮食的选择上，偏寒、偏热以及肥腻均不适宜，以食用性味平和的食物为佳。另外，肠易激综合征的治疗取效较慢，不能急于求成，要善于守方，缓图以功，注意巩固，切勿操之过急。

第三节　失治误治解析

一、失治误治原因分析

（一）妄下结论，诊断失误

肠易激综合征缺乏特异性症状和体征，需经检查排除可引起腹痛或腹部不适伴排便习惯改变的器质性疾病，才能确立肠易激综合征的诊断。如果诊查不细致，缺少消化道钡餐透视、结肠镜、组织病理等检查，不注意与炎症性肠病、结肠憩室、结肠息肉、结肠癌以及慢性痢疾等疾病相鉴别，妄下结论，极易出现诊断失误。曾见一患者，按肠易激综合征治疗 2 年余，腹痛腹泻仍时轻时重，后经结肠镜检查诊断为结肠癌。还有一患者，在某医院按肠易激综合征治疗数月症状不减，后到市医院检查确诊为阿米巴痢疾。

（二）四诊不详，辨证失误

肠易激综合征的临床表现多种多样，有实证、虚证，也有虚实错杂之证，有湿滞气机型、肝郁脾虚型、脾胃虚弱型、脾肾阳虚型、肠道燥热型、寒热错杂型等证型存在，还常有兼夹证、并见证，如果临证时四诊不详，没有掌握辨证要点和鉴别诊断，辨证不细致，虚实不分，拘泥于临床经验，一见久泄不愈或五更泄就辨为脾肾阳虚，一出现腹部胀满疼痛、大便秘结就只考虑肠道燥热，或只注意临床常见的证型而忽视其兼证和并见证，极易出现辨证失误。

（三）见痛就止，治疗失误

腹痛腹泻是肠易激综合征的主要临床表现，止痛止泻以缓解症状是治疗肠易激综合征的重要法则，但不是唯一法则，止痛止泻应在明确诊断的前提下与其他治疗方法结合应用。有一部分医生割裂止痛止泻与其他治疗法则的关系，把止痛止泻当成治疗肠易激综合征的法宝，一见肠易激综合征就给予止痛止泻之剂，结果出现治法和用药失误。有一肠易激综合征患者，因大便稀溏、每日 5~7 次就诊，前医给予涩肠止泻之剂治疗，虽然腹泻止，但又出现脘腹胀满痛甚、嗳气频作等，后经化湿理气和中治疗，症状逐渐消失。其误治的原因就在于没有抓着病机，乱用涩肠止泻之剂，致使腑气不通。

（四）不遵医嘱，失于调养

自我调养在肠易激综合征的治疗中占有重要地位。患者不遵医嘱，失于调养，生活起居无规律，长期心情抑郁，精神紧张，吸烟饮酒，饥饱失常，嗜食肥腻、生冷、辛辣等对胃肠有刺激性的食物等，会直接影响肠易激综合征的治疗和康复，也是误治的原因之一。肠易激综合征患者经治疗自觉症状消失后，反因情志抑郁以及饮食生冷等致腹痛、腹泻再发的病例，在临床中时常可以见到。

二、治疗失当病案举例

病案 1 崔某，男，38 岁，2004 年 5 月 17 日就诊。

患者腹痛腹泻，时轻时重 3 年余，每当五更必腹痛、肠鸣、泄泻，泻后腹痛、肠鸣消失，腹部舒畅，反复发作，劳累及精神紧张时病情加重。曾到数家医院诊治，多次粪便化验未见致病菌，两次结肠镜检查均未见器质性病变，诊断为肠易激综合征，常服四神丸、补脾益肠丸等以缓解症状。

初诊： 近来腹痛、腹泻又发，腹部冷痛，得温稍舒，五更必泻，便前腹痛急迫欲行，泻后立减，大便清稀，肛门灼热，畏寒肢冷，腰膝酸软，性欲减退，食少纳差，面色㿠白，舌质淡体胖，苔白稍腻，脉沉濡。辨为脾肾阳虚型肠易激综合征，以温补脾肾、涩肠止泻为治法，给予附子理中汤合四神丸加减治疗。

二诊： 服药半月，腹痛腹泻并无明显改善，反又出现脘腹痞胀、口苦口黏、纳呆尿黄，查其舌体胖而质红，苔微黄而厚腻，脉濡细。脉证合参，详审病机，当属湿热滞肠，脾运失健，以清热利湿、健脾行滞为治法。

【处方】 黄连 6g，黄芩 9g，吴茱萸 5g，白芍 15g，白术 12g，陈皮 12g，山药 15g，厚朴 9g，茯苓 12g，薏苡仁 15g，木香 6g，车前子 12g，莱菔子 12g，秦皮 12g，石榴皮 12g，建曲 12g，甘草 6g，大枣 6 枚。

服药 5 剂，腹痛、脘腹痞胀、口苦口黏明显减轻，纳食稍增。守方加减再进 12 剂，诸症悉除。

（尹国有提供）

分析： 此为辨证失当，脾肾阳虚夹湿辨证不全，误诊为单纯的脾肾阳虚。本例患者病程已长，而且五更必泻，并伴腹部冷痛，得温稍舒，畏寒肢冷，腰膝酸软，性欲减退，因此首诊辨为脾肾阳虚，关门不固。然病久也未必均属虚证，且尚见便前腹痛急迫欲行、泻后立减、肛门灼热以及舌质淡体胖、苔白稍腻、脉沉濡等湿浊阻滞之象。如此虚实夹杂却纯辨为虚，投温补固涩之剂，势必滋湿酿热，阻滞气机，闭门留寇，而成湿热滞肠之证。而后抓着主要矛盾，侧重从湿热辨治，故而获效。如若临证时四诊合参，全面分析，详加辨证，则误诊、误治不难避免。

病案 2 郑某，男，40 岁，2005 年 9 月 9 日就诊。

患者患肠易激综合征已 4 年，腹痛、肠鸣、腹泻时常发作，半月前因生气腹痛肠鸣腹泻又发，泻后舒畅，胸脘痞闷，急躁易怒，嗳气少食，即到医院诊治，给予补脾益肠丸治疗。服药1周，腹泻虽有所减轻，但又出现脘腹胀满、口干口苦、心烦急躁、头晕头痛。此乃肝郁脾虚型肠易激综合征，误用温补脾肾、固涩止泻之剂，阻滞气机，郁而化热，上扰清窍，即以疏肝理脾、清热益肠和中之剂进行调治。服药1周而病减，15剂后自觉症状完全消失，之后给予健脾丸、逍遥丸以巩固之。

（李合国提供）

分析：此为肝郁脾虚型肠易激综合征，误用温补脾肾、固涩止泻之补脾益肠丸，出现治法失误。补脾益肠丸是治疗肠易激综合征的常用中成药，但只适宜于脾肾阳虚型患者，应用中成药也需辨证。此例患者初治时一见肠易激综合征，便不加分析地给予所谓的治疗肠易激综合征的中成药补脾益肠丸，结果药证不符，出现失误，致使阻滞气机，郁而化热，上扰清窍。如若临证时注意辨证用药，根据病情恰当选用中成药，避免误治并不困难。

病案3　董某，女，43岁，2005年8月23日就诊。

患者间断性腹痛、腹泻3年，每因情绪紧张或思虑劳倦而发病，曾作消化道钡餐透视、结肠镜检查未见器质性病变，多次化验粪便均正常，诊断为肠易激综合征。求治于中医，辨为肝郁脾虚型肠易激综合征，每次发病服用加味痛泻要方（白术18g，陈皮12g，乌药10g，百合18g，白芍15g，防风10g，葛根12g，木香6g，柴胡9g，枳壳10g，青皮10g，山药15g，甘草6g），1周左右诸症状即可消失。1个月前旧病复发，原方继服20余剂而不效。

初诊：腹部冷痛，得温稍舒，肠鸣不断，大便清稀，日3~5次，每于五更必泻，畏寒肢冷，腰膝酸软，食少纳差，面色㿠白，查其舌质淡胖，苔白滑，脉沉迟。患者一派脾肾阳虚之象，至此症结已明，脾肾阳虚按肝郁脾虚治疗，误用疏肝健脾、和胃益肠之剂，急以改弦更方，用四神丸加味，意在温补脾肾，涩肠止泻。

二诊：连服10剂，复诊时腹部冷痛、肠鸣、腹泻明显减轻，其他自觉症状也有改善。继以原方加减调治3周，大便正常，腹痛、肠鸣等症状完全消失。

（尹国有提供）

分析：此为拘泥于经验，不加辨证，症情已变却固守旧法不变，以致出现治法、用药失误。患者症情时时都在变化，原来有效的治法也不一定切合今症，关键在于辨证论治，若拘泥于经验，一味地用原方治疗已经变化的病证，难免不出现失误。此患者患肠易激综合征多年，初始时每因情绪紧张或思虑劳倦而发病，为肝郁脾虚型，给予疏肝健脾、和胃益肠之加味痛泻要方可谓药证相符，故效果良好。旧病复发只是一种表面现象，从中医辨证的角度不一定还是原来的发病机制和证型，不加辨证的再用原方难免不出现差错，实质上本次发病应属中医的脾肾阳虚证，应用加味痛泻要方药不对证，故而难以取效。之后根据辨证用温补脾肾、涩肠止泻之法治之，效果满意。

三、避免失治误治方法

（一）合理运用辅助检查

肠易激综合征与炎症性肠病、结肠憩室、结肠息肉、结肠癌以及慢性痢疾等疾病在临床表现上有诸多相似之处，单凭症状和体征有时难以区别，合理运用辅助检查很有必要。掌握肠易激综合征的辨病要领，详细询问病史，重视鉴别诊断，合理运用结肠镜、消化道钡餐透视、组织病理等辅助检查，是提高肠易激综合征诊断准确率，避免误诊、误治的可靠方法。

（二）抓着主症，详加辨证

对肠易激综合征患者来说，只有通过望、闻、问、切全面收集临床资料，从病程、起病方式、诱因、临床症状、体征以及辅助检查诸方面综合考虑，掌握其辨证要领，抓着主症，结合兼症，注意类似证的鉴别，审证求因，综合分析，详加辨证，分清其标本缓急，找出其临床证型，并注意是否有兼夹证、并见证，才能避免辨证上的失误，确立正确的治法和方药。

（三）标本兼顾，谨慎选药

肠易激综合征腹痛、腹泻等症状常反复出现，若单纯治标，病本不除，则难以持久，若单纯治本，则急性发作时腹痛、腹泻等症状难以很快缓解，所以其治疗宜标本兼顾，谨慎选择药物。根据中医辨证找出肠易激综合征的发病机制以治其本，针对腹痛、肠鸣、腹泻等的不同情况缓解之，并根据病情的变化随时调整用药，可避免治疗用药的偏差和失误，提高临床疗效。

（四）注意配合自我调养

搞好健康教育，让患者认识到自我调养的重要性，在药物治疗的同时注意自我调养，养成良好的生活习惯，保持规律化的生活起居，注意调畅情志，克服紧张、焦虑等不良情绪，戒除烟酒，饮食定时定量，慎食肥腻、生冷、辛辣等对胃肠有刺激性的食物，积极参加体育锻炼，增强机体抗病能力，以配合治疗，可促使肠易激综合征患者顺利康复，避免病情反复。

泄泻是指排便次数增多，粪便稀薄或完谷不化，甚至泻出如水样而言。慢性泄泻是指病程超过 4 周或长期反复发作的泄泻。慢性泄泻是一种临床常见病，是肠道对水分的吸收能力减弱或分泌能力增加，致使大便粪质含水量增加，进而引发的泄泻。功能性消化不良、肠易激综合征、克罗恩病、胆囊切除术后、慢性结肠炎，以及胃肠道肿瘤化疗后，都常有慢性泄泻的表现，其原因与菌群异位、短链脂肪酸生成障碍、食物过敏、胃肠激素分泌紊乱、基因调控等因素相关。西医治疗慢性泄泻包括病因治疗和对症治疗，针对不同的病因采取相应的措施，对泄泻严重者则给予止泻药物，但效果并不理想。相比之下，中医治疗慢性泄泻有明显的优势。

慢性泄泻以排便次数增多，粪便稀薄或完谷不化，甚至泻出如水样，迁延日久或反复发作为主要表现，属于中医"久泄"之范畴。中医认为，脾胃虚弱、脾虚湿盛是泄泻发生的关键所在，由于素体虚弱，脾胃不健，复因感受外邪、饮食不节、情志失调、年老体衰、久病伤肾诸因素，致使肝脾不调，肾阳不足，脏腑功能失常，脾虚失去正常的运化功能而发病。

第九章　慢性泄泻

第一节　临床辨证

一、病因病机

泄泻的主要病变部位在于脾胃与大小肠，其致病原因有感受外邪、饮食不节、情志失调及脏腑虚弱等，但关键在于脾胃功能障碍。

（一）感受外邪

暑、湿、寒、热之邪均能使人发生泄泻，其中又以感觉湿邪致泻者最多。因脾喜燥恶湿，外来湿邪最易困阻脾土，以致升降失职，清浊不分，水谷混杂而下，发生泄泻，故有"湿多成五泄"之说。寒邪和暑热之邪，除了侵袭皮毛肺卫之外，也能直接影响脾胃，使脾胃功能障碍，而引起泄泻，但多夹湿邪，与湿邪有关。暑湿、寒湿、湿热为患，即所谓"无湿不成泻"。

（二）饮食不节

饮食过量，宿食内停；或过食肥甘，呆胃滞脾；或多食生冷，误食不洁之食物，损伤脾胃，均可导致脾胃传导失职，升降失调，而发生泄泻。正如《景岳全书·泄泻》中所说："若饮食失节，起居不时，以致脾胃受伤，则水反为湿，谷反为滞，精华之气不能输化，乃致合污下降而泻痢作矣。"

（三）情志失调

脾胃素虚，复因情志影响，或忧思恼怒，精神紧张，以致肝气郁结，横逆乘脾，升降失常，而成泄泻。正如《景岳全书·泄泻》中所说："凡遇怒气便作泄泻者，必先以怒时挟食，致伤脾胃，故但有所犯，即随触而发，此肝脾二脏之病也。盖以肝木克土，脾气受伤而然。"

（四）脾胃虚弱

《景岳全书·泄泻》中说："泄泻之本，无不由于脾胃。"胃主受纳，脾主运化，若长期饮食不节，饥饱失调，或劳倦内伤，久病缠绵，均可导致脾胃虚弱，不能受纳腐熟水谷和运化精微，聚水成湿，积谷为滞，湿滞内生，清浊不分，混杂而下，遂成泄泻。

（五）肾阳虚衰

《景岳全书·泄泻》中说："肾为胃关，开窍于二阴，所以二便之开闭，皆肾脏之所主，今肾中阳气不足，则命门火衰，而阴寒独盛，故于子丑五更之后，当阳气未复，阴气盛极之时，即令人洞泄不止也。"久病之后，损伤肾阳，或年老体衰，阳气不足，均可致使脾失温煦，运化失职，水谷不化，而成泄泻。

总之，脾虚湿盛是导致泄泻发生的关键所在。外因与湿邪关系最大，湿邪侵入，损伤脾胃，运化失常，而成泄泻，即所谓"湿盛则濡泄"。内因则与脾虚关系最为密切，脾虚失运，水谷不化，湿浊内生，混杂而下，发生泄泻。正如《景岳全书·泄泻》中说："泄泻之本，无不由于脾胃。"至于肝肾所引起的泄泻，也多是在脾虚的基础上产生的。脾虚失运，可造成湿盛，而湿盛又可影响脾的运化，故脾虚与湿盛是互相影响，互为因果的。

二、辨治思路

（一）辨病辨证相结合，分清证型好用药

辨病与辨证相结合是现代中医治疗疾病的基本思路与方法。从现代医学的角度来看，功能性消化不良、肠易激综合征、克罗恩病、胆囊切除术后、慢性结肠炎，以及胃肠道肿瘤化疗后，都常有慢性泄泻的表现，通过西医辨病，结合现代科学检查，做好鉴别诊断，认准西医之病，有助于明确引发慢性泄泻的原因，提高治疗上的针对性。在西医辨病，明确西医诊断的基础上，抓着主症，结合兼症，详审病情，做到四诊合参，综合分析，注意个别症状与整体的关系，详加辨证，分清中医之证型所在，确立相应的治法和方药，才能发挥中医辨证论治之特色和优势，提高临床疗效。

（二）脾虚湿盛贯始终，健脾化湿是常法

沈金鳌在《杂病源流犀烛·泄泻源流》中说："湿胜则飧泄，乃独由于湿耳。"程国彭在《医学心悟·泄泻》中则有"湿多成五泻，泻之属湿也，明矣"的论述。"湿盛则濡泄"，脾虚湿盛是导致泄泻发生的关键所在，湿为

阴邪，易困脾阳，损伤脾胃，脾受湿困，运化失常，清浊不分，相夹而下，发生泄泻。而湿之所成，又多由脾虚失运所致。

脾虚失运，可造成湿盛，而湿盛又可影响脾的运化，故脾虚与湿盛是互相影响，互为因果的。治病必求于本，脾虚湿盛贯穿于慢性泄泻的始终，健脾化湿是治疗慢性泄泻的常用方法，在药物的选择上，多选党参、白术、茯苓、薏苡仁、砂仁、白扁豆、山药等。需要说明的是，健脾化湿之法的应用应当是灵活的，要根据病情的不同与其他治疗方法配合应用，比如脾虚引起的慢性泄泻的治疗宜以健脾益气化湿为原则，肝郁脾虚引起的慢性泄泻的治疗当以疏肝健脾、化湿止泻为治法，至于肾虚引起的慢性泄泻的治疗，则应以温肾健脾化湿、固涩止泻为原则。

（三）肝郁脾虚很常见，抑肝扶脾是关键

《景岳全书·泄泻》中说："凡遇怒气便作泄泻者，必先以怒时挟食，致伤脾胃，故但有所犯，即随触而发，此肝脾二脏之病也。盖以肝木克土，脾气受伤而然。"肝主疏泄，有调畅情志和促进脾胃运化的功能，肝的疏泄功能正常是脾胃受纳、运化功能正常的重要条件，如果肝的疏泄功能异常，肝气郁结，肝木克及脾土，不可避免地会影响脾的运化功能，出现肝郁脾虚，运化失常，清浊不分，相夹而下，出现泄泻。肝郁脾虚是慢性泄泻常见的一种证型，其治疗必须从抑肝扶脾上下功夫。抑肝扶脾是治疗肝郁脾虚型慢性泄泻的关键所在，通常是在痛泻要方的基础上加减变通。痛泻要方由白术、白芍、陈皮、防风4味药组成，方中取白术健脾补虚，白芍养血柔肝，陈皮理气醒脾，防风升清止泻，上药配合共成抑肝扶脾之剂。

（四）肾阳虚衰发久泄，温补脾肾能止泄

不论是感受外邪、饮食不节，还是情志失调等，均可致使脾之运化功能失常，脾虚湿盛，引起泄泻。就泄泻的发病机制来看，新病多实，久病多虚，新病多责之于脾胃功能受损，久病则常累及肾脏，伤及命门，致使肾阳虚衰，脾失温煦，运化失职，水谷不化，出现泄泻。肾阳虚衰发久泄，温补脾肾能止泄，慢性泄泻发病已久，常因年老体衰，肾气亏虚，肾阳不足，脾失温煦，或脾虚累及于肾，呈现肾阳不足、脾肾两虚的病理变化，其治疗当从温补脾肾入手，通过温补脾肾，使肾阳不虚，脾得温煦，运化正常，则慢性泄泻自然逐渐好转康复。温补脾肾，治疗肾虚型慢性泄泻，通常是在四神

丸的基础上加减变通。四神丸由补骨脂、吴茱萸、肉豆蔻、五味子4味药组成，方中用补骨脂温阳补肾，吴茱萸温中散寒，肉豆蔻、五味子收涩止泻，四药配合，具有很好的温补脾肾、涩肠止泻作用。

（五）饮食情志是诱因，调治切记祛诱因

生活没规律、饮食不合理、心情不好，不仅是诱发慢性泄泻的重要因素，还直接影响着其治疗和康复。注意自我调养，合理安排一日三餐，保持健康的心态和良好的情绪，祛除引发泄泻的饮食及情志因素，是治疗慢性泄泻的重要一环，这是医生和患者都要重视的。慢性泄泻患者要与医生密切配合，遵照医生的叮嘱，在服药治疗的同时，养成良好的生活习惯，保持规律化的生活起居和乐观向上的精神状态，克服紧张、焦虑等不良情绪，做到天天都有好的心情。同时，还要戒除吸烟、饮酒，饮食定时定量，尽量不吃肥腻、生冷、辛辣等对胃肠有刺激性的食物，并可根据病情的需要选用适宜的药膳进行调理，以配合治疗。

三、辨证要点

慢性泄泻的辨证，当以辨寒热虚实、辨泻下之物以及辨久泻的特点为要点。粪质清稀如水，腹痛喜温，完谷不化，多属寒证；粪便黄褐，味臭较重，泻下急迫，肛门灼热，多属热证；凡病势急聚，脘腹胀满，腹痛拒按，泻后痛减，小便不利者，多属实证；凡病程较长，腹痛不甚且喜按，小便利，口不渴者，多属虚证。

大便清稀，或如水样，气味腥秽者，多属寒湿之证；大便稀溏，其色黄褐，气味臭秽者，多为湿热之证；大便溏垢，臭如败卵，完谷不化，多为伤食之证。久泻迁延不愈，倦怠乏力，稍有饮食不当，或劳倦过度即复发，多以脾虚为主；泄泻反复不愈，每因情志不遂而复发，多为肝郁克脾之证；五更飧泄，完谷不化，腰酸肢冷，多为肾阳不足。

四、辨证论治的思维模式

（一）辨证思维程序

1. 首先详细了解患者的病情，确立慢性泄泻的诊断，明确中医之病名。在确立慢性泄泻的诊断时，需注意鉴别诊断，借助结肠镜、彩超、大便常

规、血液生化等辅助检查，查明是功能性消化不良、肠易激综合征、克罗恩病、胆囊切除术后、慢性结肠炎引起的慢性泄泻，还是胃肠道肿瘤化疗等其他原因引起的。

2. 通过进一步分析，找出其发病机制，分辨出其是脾胃虚弱、肝气乘脾，还是肾阳虚衰，并注意兼证、并见证等。

3. 根据辨证分型之结果，确立相应的治法、方药及用法，以及治疗中需注意的问题。

（二）示范病例

病案 李某，女，47岁，2019年11月26日就诊。

患者性格内向，平时好生闷气，时常胸胁胀闷，嗳气不舒，食欲不佳，每于抑郁恼怒或精神紧张之时发生腹痛泄泻，泻后感觉舒服，至今已近3年，曾多方检查，均未发现器质性病变，西医诊断为功能性消化不良，经常服用健脾丸、逍遥丸、补脾益肠丸等以减轻腹痛泄泻。近段时间因生活中的琐事与爱人生气，腹痛泄泻再发，虽服补脾益肠丸、逍遥丸等，腹痛泄泻的情况仍未改善。就诊时患者胸胁胀闷，嗳气不断，食欲不振，腹痛泄泻，查舌质淡红，苔薄白，脉弦。

第一步：明确中西医诊断。

根据患者性格内向，平时好生闷气，时常胸胁胀闷，嗳气不舒，食欲不佳，每于抑郁恼怒或精神紧张之时发生腹痛泄泻，泻后感觉舒服，至今已近3年，曾多方检查，均未发现器质性病变，西医诊断为功能性消化不良，而本次发病缘于与爱人生气，临床症状与以前相似，功能性消化不良的诊断可以确立。在确立功能性消化不良的诊断时，需借助结肠镜、彩超、血液生化等辅助检查，做好鉴别诊断，注意与肠易激综合征、克罗恩病、胆囊切除术后、慢性结肠炎等疾病引起的慢性泄泻相区分。患者以泄泻为突出表现，反复发作已近3年，中医诊断为泄泻，当属久泄之范畴。

第二步：分辨其中医证型。

患者本次发病缘于与爱人生气，主要表现为胸胁胀闷，嗳气不断，食欲不振，腹痛泄泻，查舌质淡红，苔薄白，脉弦。一派肝气乘脾，肝郁脾虚的见证，中医辨证当属肝气乘脾型。

第三步：确立治法、方药及用法。

辨证属肝气乘脾型，治当抑肝扶脾。方选痛泻要方加味。

【处方】党参 15g，白术 15g，茯苓 15g，柴胡 9g，白扁豆 15g，防风 12g，陈皮 12g，山药 15g，白芍 15g，建曲 15g，苍术 12g，甘草 6g，大枣 6 枚。

【用法】每日 1 剂，水煎取汁，分早晚 2 次服。

在服用中药治疗的同时，注意调节情志，保持心情舒畅，重视饮食调理，戒除吸烟、饮酒，饮食宜定时定量，以清淡、易消化为宜，忌食肥腻、生冷、辛辣等对胃肠有刺激性的食物。

第二节　证治方药

一、脾胃虚弱型

【主症】泄泻已久，迁延反复，大便时溏时泻，水谷不化，稍进油腻食物则大便次数增多，饮食减少，脘腹胀闷不适，面色萎黄，肢倦乏力，舌质淡，苔薄白，脉细弱。

【治法】健脾益气和胃。

【方药】参苓白术散加减。

党参 15g，茯苓 12g，白术 15g，苍术 15g，山药 15g，白扁豆 15g，砂仁 6g，薏苡仁 20g，桔梗 10g，莲子肉 12g，建曲 15g，陈皮 12g，甘草 6g，大枣 6 枚。

【方解】方中党参、白术、茯苓、甘草健脾益气；砂仁、陈皮、桔梗、白扁豆、山药、莲子肉、薏苡仁、苍术理气健脾化湿；建曲健脾和胃消食；大枣益气补虚和中；甘草兼能调和诸药。上药合用，具有很好的健脾益气功能，同时还能化湿气，和胃气，助消化，切中脾胃虚弱型慢性泄泻的发病机制，则脾胃虚弱引起的泄泻自可逐渐消失。

【临证注意】脾胃虚弱型慢性泄泻病程已久，治疗取效较慢，不可急于求成，应注意恒守健脾益气和胃之法，以使脾胃逐渐强健，斡旋升运，缓图以功，见泻即涩、急于求成往往适得其反。

脾胃虚弱型慢性泄泻患者的脾胃功能低下，消化吸收能力变差，饮食稍有不慎泄泻的情况就会加重，切记一定要注意饮食调养，宜食营养丰富、易于消化的食物，避免食用生冷及荤腥油腻之食物，同时还可选用由山药、薏苡仁、大枣等组成的具有健脾益气和胃功能的药粥进行调养。

二、肝气乘脾型

【主症】泄泻已久，时作时止，胸胁胀闷，嗳气不舒，食欲不振，每于抑郁恼怒或精神紧张之时发生腹痛泄泻，泻后感觉则舒，舌质淡红，苔薄白，脉弦。

【治法】抑肝扶脾。

【方药】痛泻要方加味。

党参15g，白术15g，茯苓15g，柴胡9g，白扁豆15g，防风12g，陈皮12g，山药15g，白芍15g，建曲15g，苍术12g，甘草6g，大枣6枚。

【方解】方中白术、白芍、陈皮、防风取痛泻要方之意，以抑肝扶脾，祛湿止泻；党参、白术、茯苓、甘草取四君子汤之意，以健脾益气，增强脾胃之功能；柴胡、陈皮、苍术、建曲疏达肝气，行脾胃之气，消食和胃化湿；白扁豆、山药健脾化湿，益肠止泻；大枣益气补虚和中；甘草兼能调和诸药。上药配合，抑肝扶脾，和胃益肠，化湿止泻，标本兼治，适合于肝气乘脾型慢性泄泻患者。

【临证注意】肝气乘脾型慢性泄泻患者泄泻已久，时作时止，每于抑郁恼怒或精神紧张之时即发生泄泻，经治疗或心情变好后，泄泻可以很快停止，其他诸如胸胁胀闷、嗳气不舒等症状也会消失，但泄泻停止、诸多症状消失并不代表慢性泄泻痊愈，稍有不慎泄泻就会再次发作，临证时应注意巩固治疗，以使肝之疏泄功能正常，脾胃强健，恢复正常的运化功能。

肝气乘脾型慢性泄泻每因抑郁恼怒或精神紧张而诱发，在女性朋友中尤为多见，在药物治疗的同时必须辅以心理疏导，使患者保持健康的心态和良好的情绪，避免生气、恼怒和精神过度紧张，只有这样才能消除诱发肝气乘脾型慢性泄泻的始动因素，取得良好且持久的疗效。

三、肾阳虚衰型

【主症】泄泻已久，且多在黎明之前，脐腹作痛，肠鸣即泻，泻后则安，泻下多为完谷，形寒肢冷，腰膝酸软，舌质淡，苔薄白，脉沉细。

【治法】温肾健脾，固涩止泻。

【方药】四神丸加味。

补骨脂 12g，肉豆蔻 6g，五味子 10g，吴茱萸 5g，党参 15g，茯苓 18g，白术 12g，山药 15g，白扁豆 15g，炮姜 6g，陈皮 12g，砂仁 6g，莲子 12g，建曲 12g，甘草 6g，大枣 6 枚。

【方解】方中补骨脂、吴茱萸、肉豆蔻、五味子取四神丸之意，温肾暖脾，涩肠止泻；党参、白术、茯苓、甘草益气健脾，与温中暖肠胃的炮姜、吴茱萸配合，运脾土，振奋中阳，中阳得复，升发运转，可使清升浊降，肠胃功能恢复正常；白扁豆、山药健脾化湿，益肠止泻；建曲、陈皮、砂仁理气健脾开胃；莲子补脾固涩；甘草、大枣益气和中，调和诸药。上药配合，温中寓涩，既温肾健脾，又固涩止泻，使肠胃功能恢复协调，腹痛腹泻诸多症状自可逐渐好转消除。

【临证注意】辨证论治是中医的特色和优势，中医治疗慢性泄泻应详审病情，四诊合参，根据其发病机制和临床表现的不同确立相应的治法，恰当选方用药，方能取得好的疗效，若不加分析地见泄泻就止很容易出现治疗失误。肾阳虚衰型慢性泄泻发作已久，多由久病体弱，肾阳虚衰引起，或由脾胃虚弱型和肝气乘脾型转化而来。因其脾肾两虚，治疗应做到脾肾双补，温肾健脾与固涩止泻并行，切不可单纯补肾，这样很难取得满意的疗效。

慢性泄泻病程已长，常积年累月不愈，用药多有效，停药即复发，治疗的关键在于巩固疗效。慢性泄泻的再发与不良的生活习惯密切相关，因此，注意自我调养，养成良好的生活习惯，保持健康的心态和良好的情绪，戒除吸烟、饮酒，节制饮食，慎食肥腻、生冷、辛辣等对胃肠有刺激性的食物，克服紧张、焦虑等不良情绪对其治疗很有必要。

第三节　失治误治解析

一、失治误治原因分析

（一）混淆概念，泥于常规

慢性泄泻以排便次数增多，粪便稀薄或完谷不化，甚至泻出如水样，迁延日久或反复发作为主要表现。临床上，功能性消化不良、肠易激综合征、克罗恩病、胆囊切除术后、慢性结肠炎，以及胃肠道肿瘤化疗后，都常有慢性泄泻的表现。有些医生中西不辨，混淆概念，泥于常规，一见慢性泄泻便用所谓具有止泻作用的中药堆积治疗，丢掉了辨证论治，造成治疗用药失误。

（二）审证不详，辨证不准

慢性泄泻的临床表现复杂多样，发病机制也各不相同，有脾胃虚弱型、肝气乘脾型以及肾阳虚衰型等诸多证型存在，并且常有兼夹证、并见证，且不同证型之间还有诸多相似之处，如脾胃虚弱型与肝气乘脾型在临床表现及治法、处方、用药诸方面就有极其相似的地方，如果临证时收集资料不全，审证不够详细，辨证不准，则治疗用药的偏差和失误在所难免。

（三）拘于经验，治法失误

从中医的角度来说，湿为泄泻的主要病理因素，脾虚湿盛是其发病的关键，故治疗当以健脾祛湿为基本原则，但不是唯一法则，有一部分医生拘于经验，割裂健脾祛湿与其他治疗方法的关系，不加辨证地一见慢性泄泻就用健脾祛湿之法，结果出现治法、用药失误。

（四）不知巩固，盲目停药

慢性泄泻病情缠绵，常反复发作，往往是见效容易而治愈较慢，临证时应有打持久战的思想准备，善于守法守方，坚持用药，以拔除病根，防止复发。治疗不知守法守方，用药朝三暮四、今东明西，很难取得好的疗效；或不知巩固治疗，盲目停药、过早停药，也容易使病情反复，造成治疗失误。

（五）忽视调养，不节饮食

自我调养在慢性泄泻的治疗中占有重要地位，患者不遵医嘱，忽视自我调养，不能节制饮食，会直接影响慢性泄泻的治疗和康复。临床中因为生活起居没规律，长期心情抑郁，精神紧张，吸烟饮酒，饮食无节制，食用肥腻、生冷、辛辣等对胃肠有刺激性的食物，从而致使慢性泄泻患者病情反复或加重的病例，随处可见。

二、治疗失当病案举例

病案1 智某，男，50岁，2018年5月16日就诊。

患者泄泻时作时止已近3年，通常是饮食稍有不慎即现腹痛、肠鸣、泄泻，曾多方检查，并未发现器质性病变，西医诊断为胃肠功能紊乱，经常服盐酸小檗碱片、健脾丸、补脾益肠丸等，以缓解腹痛泄泻。半月前因家中琐事与妹妹生气，腹痛泄泻再发，同时伴有胸胁胀闷，嗳气不舒，食欲不振，即到医院诊治，医生给予补脾益肠丸治疗。服药2周，腹痛泄泻虽然明显减轻，但又出现脘腹胀满，口干口苦，心烦急躁，头晕头痛。此乃肝气乘脾型慢性泄泻，误用温补脾肾、固涩止泻之补脾益肠丸治疗，阻滞气机，郁而化热，上扰清窍，即以疏肝理脾、清热益肠和中之剂进行调治。服药5剂而病减，15剂后大便恢复正常，其他自觉症状也完全消失。之后给予健脾丸、逍遥丸以巩固之。

（尹国有提供）

分析： 此为肝气乘脾型慢性泄泻，误用温补脾肾、固涩止泻之补脾益肠丸，出现治法、用药失误。应用中成药和应用中药汤剂一样，也需要辨证，根据证型恰当选用，方能取得好的疗效。补脾益肠丸是治疗慢性泄泻的常用中成药，但它只适宜于脾肾阳虚型患者。此例患者此次病发于与妹妹生气后，实属肝气乘脾型慢性泄泻。初治时医生一见慢性泄泻，便认为是脾肾阳虚，不加分析地给予具有温补脾肾、固涩止泻作用的中成药补脾益肠丸，结果药证不符，出现失误，致使阻滞气机，郁而化热，上扰清窍。如若临证时做到四诊合参，综合分析，认真辨证，根据病情恰当选用中成药，则肝气乘脾型慢性泄泻的诊断不难确立，治法、用药失误自可避免。

病案2 范某，女，43岁，2020年6月20日就诊。

患者间断性腹痛、肠鸣、泄泻已5年余，每于抑郁恼怒或精神紧张之时发生，泻后感觉舒服，曾到数家医院诊治，多次化验粪便常规均无异常，检查消化道钡剂灌肠透视、结肠镜等也未发现器质性病变，西医诊断为肠易激综合征，泄泻时需服用吡哌酸片、逍遥丸等以缓解症状。5天前因饮食不慎，食用生黄瓜、生番茄后，腹痛、肠鸣、泄泻又发，自服吡哌酸片、逍遥丸4天，腹痛、肠鸣、泄泻等症状没有减轻的迹象，要求服中药汤剂治疗。

初诊： 患者面色萎黄，神疲倦怠，脘腹胀闷不适，时有隐痛，喜温喜按，纳差食少，肠鸣泄泻，泻下完谷不化，查舌质淡，苔薄白，脉细弱。此乃典型的脾胃虚寒型泄泻，以健脾益气、温中化湿、和胃止泻为法，方选参苓白术散加减。

【处方】党参15g，茯苓12g，炒白术15g，苍术15g，山药15g，白扁豆15g，砂仁6g，薏苡仁20g，炮姜9g，莲子肉12g，肉桂6g，建曲15g，陈皮12g，甘草6g，大枣6枚。

取3剂，每日1剂，水煎服。同时嘱患者保持健康的心态和良好的情绪，节制饮食，不吃肥腻、生冷、辛辣等对胃肠有刺激性的食物。

二诊：药后腹痛、肠鸣消失，泄泻明显减轻，纳食增加，药已中病，守方继续治疗。

又进中药14剂，诸症状完全消失。嘱停服中药汤剂，再服中成药参苓白术散半月，以巩固疗效。

（尹国有提供）

分析：此为拘于经验，病情变化而用药不变。患者为脾胃虚寒型泄泻，医生不加辨证，仍按肝气乘脾型，给予吡哌酸片、逍遥丸治疗，出现治法、用药失误。本例患者间断性腹痛、肠鸣、泄泻已5年余，每于抑郁恼怒或精神紧张之时发生，泻后感觉舒服，曾到数家医院诊治，多次化验粪便常规均无异常，检查消化道钡剂灌肠透视、结肠镜等也未发现器质性病变。西医诊断为肠易激综合征，中医辨证当属肝气乘脾型，给予吡哌酸片、逍遥丸治疗，药证相符，故而多能取效。然此次发病缘于饮食不慎，食用生黄瓜、生番茄，主要表现为面色萎黄，神疲倦怠，脘腹胀闷不适，时有隐痛，喜温喜按，纳差食少，肠鸣泄泻，泻下完谷不化，查舌质淡，苔薄白，脉细弱。中医辨证当属脾胃虚寒型，用吡哌酸片、逍遥丸治疗属药不对证，所以服用数日腹痛、肠鸣、泄泻等症状没有减轻的迹象。之后据辨证以健脾益气、温中化湿、和胃止泻为治法，方选参苓白术散加减治疗，病渐痊愈。此例患者初治失误主要在于医者拘于经验，忽视辨证，病情变化而用药不变。如若患者选药时能咨询医生，医生能重视辨证论治，做到"观其脉证，知犯何逆，随证治之"，则误治不难避免。

病案3 崔某，男，44岁，2019年8月4日就诊。

患者大便稀溏、腹痛泄泻，时轻时重已近2年，平时大便每日3~4次，泄泻多发生在黎明之前，脐腹作痛，肠鸣即泻，泻后腹痛、肠鸣消失，腹部舒服，泻下多为完谷不化，同时伴有面色萎黄，形寒肢温，腰膝酸软。曾到数家医院就诊，并未发现器质性病变，西医诊断为胃肠功能低下，中医诊断为五更泻，经常服用四神丸以缓解腹痛泄泻等。

初诊：1周前因天气炎热，劳动后口渴难耐，喝冷饮1杯，腹痛泄泻又发，虽再服四神丸，腹痛泄泻等无明显减轻，要求服用中药汤剂治疗。给予藿香正气散合四神丸加减组成的中药汤剂，每日1剂，水煎服。

服药1剂而病减，3剂后腹痛泄泻诸症状完全消失。嘱其停服中药汤剂，继续服用四神丸以巩固治疗，同时注意饮食调理和情志调节，保持心情舒畅，不吃肥腻、生冷食物，更不能喝冷饮，防暑降温尽量避免电扇直吹和空调温度过低。

之后的半月里，患者自我感觉一直不错，腹痛泄泻未再出现，大便恢复正常，食欲增加。前天晚上，因家中聚餐，没能控制饮食，吃肥腻食物过多，加之饮用冷果汁1杯，3小时后即又出现腹痛泄泻、恶心呕吐，继而发热，即以急性胃肠炎入院住院治疗。

（李合国提供）

分析： 此为调养护理失当，不听医嘱，吃肥腻食物，加之饮用冷果汁，致使病情反复。注意自我调养，养成良好的生活习惯，重视饮食调养和情志调节，保持健康的心态和良好的情绪，戒除吸烟、饮酒，节制饮食，慎食肥腻、生冷、辛辣等对胃肠有刺激性的食物，是慢性泄泻得以顺利康复的重要条件。因整天心情不好、抑郁寡欢、生气恼怒，以及饮食不注意，食用肥腻、生冷食物等，致使泄泻病情反复、迁延不愈者，在临床中时常可以见到。此例患者因喝冷饮1杯，致使腹痛、泄泻复发，经治疗腹痛、泄泻诸症状已完全消失，如若患者能听从医生的劝告，注意自我调养，保持心情舒畅，不吃肥腻、生冷食物，不喝冷饮，则腹痛、泄泻之病情反复的情况完全能够避免，这也从一个侧面说明了自我调养的重要性。

三、避免失治误治方法

（一）中医西医相结合

在慢性泄泻的诊疗中，重视中西医结合，不过分拘泥于西医诊断和化验检查而放弃中医固有的辨证论治，在中医辨证的同时也参以西医辨病，做到辨病与辨证相结合，方能发挥中西医结合之优势，避免诊断和治疗失误。

（二）四诊合参详辨证

临证应做到望、闻、问、切四诊合参，抓着主症，结合兼症，谨慎取舍，综合分析，注意类证鉴别，详加辨证，以找出慢性泄泻的发病机制，明确临床证型和兼夹，进而避免辨证上的失误，确立正确的治法和方药。

（三）根据病证巧用药

依照中医辨证论治的原则，找出慢性泄泻的发病机制，确定证型，谨慎选方，巧妙用药，并根据病情的变化及时调整用药，方可避免不加分析地乱用健脾祛湿之法的倾向，防止治疗用药的偏差和失误。

（四）注意守方以巩固

慢性泄泻的治疗取效较慢，治疗要注意守法守方，避免朝用夕改，且即使泄泻停止、其他诸多症状完全消失，也应再巩固治疗一段时间，以防死灰复燃，病情反复。

（五）重视调养节饮食

患者应树立战胜疾病的信心，重视自我调养，养成良好的生活习惯，在药物治疗的同时做到生活起居有规律，保持健康的心态和良好的情绪，戒除吸烟、饮酒，节制饮食，慎食肥腻、生冷、辛辣等对胃肠有刺激性的食物，以配合治疗。

便秘是指比健康时便次减少，粪质坚硬，且患者有不舒适的感觉而言。如果只是排便时间间隔超过 48 小时，而无任何痛苦，不应称之为便秘。便秘作为一种疾病是指大便次数减少和（或）粪便干燥难解的一类病证。现代医学将便秘分为器质性便秘和功能性便秘两大类。习惯性便秘是指原发性持续性便秘，泛指功能性便秘，也称之为单纯性便秘。在临床上把它视为一个独立的疾病，其发病率颇高，老年人尤为多见。

习惯性便秘以排便异常、大便干结难解为主要临床表现，属中医学"便秘"的范畴。中医认为，胃肠积热、肺失肃降、情志不畅、血虚津亏、气虚乏力以及阳虚寒凝诸因素均可引起便秘。其发病的关键在于大肠传导功能失常。

第十章　习惯性便秘

第一节　临床辨证

一、病因病机

习惯性便秘的病位主要在大肠，与肺、脾（胃）、肝、肾关系密切。病机特点为本虚标实，本虚多表现为气血阴阳亏虚，标实多指热证、实证。引起习惯性便秘的原因是多方面的，胃肠积热、气机郁滞、阴寒积滞、气虚阳衰、阴亏血少等皆可形成便秘，但概括说来不外热、实、冷、虚四种，胃肠积热发为热秘，气机郁滞发为实秘，阴寒积滞发为冷秘，气血阴阳不足发为虚秘。且四种便秘的证候表现常有相兼或演变，如邪热蕴积与气机郁滞并存，阴寒积滞与阳气虚衰同在，气机郁滞日久化热而导致热结，热结日久耗伤阴津可导致阴虚，等等。

二、辨治思路

（一）辨治首先认准病，结合检查来确诊

习惯性便秘以排便异常、大便干结难解为主要临床表现，是一种功能失调性疾病，与器质性便秘有本质上的不同。在临床中，辨治首先必须认准病，注意与器质性便秘的区别，结合辅助检查，做好鉴别诊断。习惯性便秘是一种原发性持续性便秘，而器质性便秘的特点是有原发病存在，便秘只是继发症状，临证时可借助直肠镜、乙状结肠镜、结肠镜、胃肠 X 线以及肛管测压等检查，排除直肠炎、痔疮、肛裂、肛周脓肿等直肠和肛门病变，以及结肠肿瘤、肠梗阻等结肠病变，同时还要注意糖尿病并发神经病变、甲状腺功能减退等内分泌代谢性疾病的存在以及药物的影响等。临证时应根据便秘的临床表现，结合辅助检查，通过综合分析，做好鉴别，以确立习惯性便秘的诊断，避免出现诊断失误。

（二）辨明寒热与虚实，找准证型巧用药

习惯性便秘的病理属性有虚有实，有寒有热，同时还常虚实夹杂并存，

根据发病机制和临床表现的不同可分为多种不同的证型。临证辨明其寒热与虚实，做到整体调治，找准证型巧用药，是中医辨治习惯性便秘的基本思路和方法。实秘为邪滞胃肠，壅塞不通；虚秘为肠失温润，推动无力。大便干结，腹中胀满，口干口臭或胸胁满闷者，属实；虽有便意，难以排出，乏力气短，或头晕心悸，或腰膝酸冷者，属虚。大便干结坚硬，肛门灼热，舌质红，苔黄厚者，属热；排便艰难，口淡不渴，舌体胖，苔白滑者，属寒。临证时，首先应根据习惯性便秘临床表现和发病机制的不同，找出其是肠胃积热型、气机郁滞型、寒凝里实型，还是气虚失运型、血虚肠燥型、脾肾阳虚型，之后根据不同的证型，确立相应的治疗方法，灵活处方遣药，方能药证相符，取得好的疗效。

（三）传导失职贯始终，注意通便是常法

大肠者，传导之腑，以通为顺。或有热，或气郁，或气血亏虚，或寒凝等，均可导致大肠失职，传导功能失常，肠腑不通，而成便秘。尽管引发习惯性便秘的病因病机复杂多样，有诸多不同的证型存在，但归根结底为大肠传导功能失职。传导失职贯穿于习惯性便秘发病的始终，所以治疗习惯性便秘，应抓着大肠传导功能失常这一基本病机所在，从通便入手，根据习惯性便秘发病机制侧重点的不同，灵活运用通便之法。肠胃积热者，治以泻热导滞，润肠通便；气机郁滞者，重在顺气导滞，降逆通便；寒凝里实者，当以温里散寒，益肠通便；气虚失运者，注意益气健脾，润肠通便；血虚肠燥者，着重养血润肠以通便；至于脾肾阳虚引起的便秘，则宜温阳通便。

（四）不良习惯常存在，祛除诱因不可少

生活没规律，不良的饮食习惯、排便习惯等不仅是引发习惯性便秘的重要因素，也不利于其治疗和康复。治疗习惯性便秘，首先要祛除诱发便秘的各种不良习惯，在此基础上配合以适当的药物治疗，方能取得好的疗效。过分强调药物的作用，忽视诱因的存在，是临床疗效欠佳的重要原因之一。要养成良好的生活习惯，合理安排工作和生活，保持规律化的生活起居，做到按时睡觉、按时起床、按时用餐、定时排便。要保持健康的心态和良好的情绪，积极参加运动锻炼。饮食上要改变食物过于精细、饮水少的不良习惯，少食辛辣、肥腻之品，适当多吃富含膳食纤维的食物，并可根据病情的需要选用适宜的药膳进行调理，以配合治疗。

（五）便秘情况常反复，巩固治疗很重要

习惯性便秘总因大肠传导功能失常，肠腑不通而引发，经积极治疗，脏腑功能改善，腑气畅通，便秘的情况可很快纠正，但习惯性便秘的特点是病情容易反复发生，见效容易而治愈困难。临床中通过药物治疗，大便顺畅，但停药后便秘很快再现者相当普遍，所以巩固治疗对习惯性便秘来说很重要，注意巩固治疗是治疗习惯性便秘，防止病情反复的必由之路。临证时，要注意守法守方，巩固治疗，即使大便顺畅了，还应注意再调治一段时间，以使脏腑功能强健、协调，大便保持顺畅。

三、辨证要点

习惯性便秘的辨证当以辨虚实、寒热为要点。大便干结，腹中胀满，口干口臭或胸胁满闷者，属实；虽有便意，难以排出，乏力气短，或头晕心悸，或腰膝酸冷者，属虚。大便干结坚硬，肛门灼热，舌质红，苔黄厚者，属热；排便艰难，口淡不渴，舌体胖，苔白滑者，属寒。

四、辨证论治的思维模式

（一）辨证思维程序

1. 首先详细了解患者的病情，结合相关的检查，进行鉴别诊断，以确立习惯性便秘的诊断，明确中医之病名。在确立习惯性便秘的诊断时，需借助直肠镜、乙状结肠镜、结肠镜以及肛管测压等检查，排除器质性便秘，尤其注意与直肠炎、痔疮、肛裂、肛周脓肿、结肠肿瘤、肠梗阻等疾病相鉴别。

2. 通过进一步分析，找出其发病机制，分辨出其是肠胃积热型、气机郁滞型、寒凝里实型，还是气虚失运型、血虚肠燥型、脾肾阳虚型，并注意其兼夹证、并见证等。

3. 根据辨证分型之结果，确立相应的治法、方药及用法，以及治疗中需注意的问题。

（二）示范病例

病案 李某，女，63岁，2020年10月21日就诊。

患者大便干结难解 5 年余，常 3~5 日一行，曾到医院就诊，检查结肠镜、彩超等，均未发现异常，诊断为习惯性便秘，虽服用中药、西药治疗，效果都不太好，现依靠泻药以保持大便顺畅。起初经常自服泻药，药后大便顺畅，但停药后症状依旧，遂泻药剂量日渐加大，而大便难解如故，且有逐渐加重之势，不胜其苦。就诊时患者大便干结，努挣难下，面色无华，身困乏力，心悸气短，头晕目眩，查其舌质淡，苔薄白，脉细无力。

第一步：明确中西医诊断。

根据患者大便干结难解 5 年余，曾到医院就诊，检查结肠镜、彩超等，均未发现异常，习惯性便秘的诊断可以确立。在确立习惯性便秘的诊断时，应注意鉴别诊断，借助直肠镜、结肠镜等检查，排除器质性便秘，以及内分泌代谢性疾病的存在。根据患者的病史，结合其以大便干结难解为突出表现，中医诊断为便秘。

第二步：分辨其中医证型。

根据习惯性便秘发病机制和临床表现的不同，中医通常将习惯性便秘分为肠胃积热型、气机郁滞型、寒凝里实型、气虚失运型、血虚肠燥型以及脾肾阳虚型 6 种基本证型。本例患者年事已高，体质虚弱，主要表现为大便干结，努挣难下，面色无华，身困乏力，心悸气短，头晕目眩，查其舌质淡，苔薄白，脉细无力。既有血虚的表现，又有津亏肠燥的征象，中医辨证当属血虚肠燥型便秘。

第三步：确立治法、方药及用法。

辨证属血虚肠燥型，治当养血润肠通便。方选润肠丸加减。

【处方】当归 15g，生地 15g，火麻仁 20g，桃仁 12g，枳壳 12g，生何首乌 15g，建曲 12g，麦芽 12g，陈皮 12g，白芍 15g，肉苁蓉 18g，黄芪 15g，炙甘草 6g。

【用法】每日 1 剂，水煎取汁，分早晚 2 次服。

在服用中药治疗的同时，注意调节情志，保持心情舒畅，重视饮食调理，不要过于精细，要增加植物纤维性食物的摄入，少食辛辣、肥腻之品，戒除饮酒，保证有充足的水分摄入。

第二节　证治方药

一、肠胃积热型

【主症】大便干结，胸腹满闷，或腹部胀痛，甚则疼痛拒按，口干口苦，小便短赤，舌质红，苔黄腻或黄燥，脉滑实有力。

【治法】泻热导滞，润肠通便。

【方药】麻子仁丸加减。

火麻仁 20g，大黄（后下）9g，枳实 12g，厚朴 12g，杏仁 12g，白芍 15g，生地 15g，当归 12g，玄参 15g，陈皮 12g，建曲 12g，丹皮 12g，竹茹 12g，甘草 6g。

【方解】方中大黄、枳实、厚朴通腑泻热导滞；火麻仁、杏仁润肠通便；当归、白芍养血和营，润肠通便；生地、玄参、滋阴生津；丹皮、竹茹清热和中；陈皮、建曲和胃消食，理气畅中；甘草调和诸药。上药合用，共成泻热导滞、润肠通便之剂。

【临证注意】中医治疗习惯性便秘不可单纯通下，宜辨证论治，选方用药应根据病情的变化灵活加减。肠胃积热型患者以热盛伤津为主，故在用药期间，饮食宜清淡，少食辛辣、苦寒之品，以防苦燥伤津，肠道更涩。

二、气机郁滞型

【主症】大便干结，或不甚干结，欲便不得出，或便而不爽，腹中胀痛，胸胁满闷，嗳气呃逆，食少纳呆，肠鸣矢气，病情随情志变化而变化，舌质淡，苔薄白或薄腻，脉弦。

【治法】顺气导滞，降逆通便。

【方药】六磨汤加减。

沉香（后下）9g，木香（后下）9g，槟榔 12g，乌药 12g，枳实 12g，柴胡 12g，青皮 10g，白芍 18g，大黄 6g，麦芽 15g，建曲 15g，甘草 6g。

【方解】方中木香调气；乌药顺气；陈香降气；大黄、槟榔、枳实破气行滞通便；柴胡、青皮、白芍疏肝理气解郁；建曲、麦芽消食和胃畅中；甘草调和众药。诸药配合，具有顺气导滞、降逆通便之功效。

【临证注意】气机郁滞型便秘的发生与情志抑郁密切相关，在药物治疗的同时克服急躁、焦虑和紧张的情绪，保持心情舒畅，有助于提高临床疗效。由于理气药多辛香燥烈，所以在应用时应中病即止，防止过用伤正。

三、寒凝里实型

【主症】大便艰涩，腹痛拘急，胀满拒按，胁下偏痛，手足不温，呃逆呕吐，口淡不渴，舌质淡，苔白腻或白滑润，脉沉弦有力。

【治法】温里散寒，益肠通便。

【方药】大黄附子汤加减。

大黄（后下）10g，附子 9g，枳实 12g，厚朴 12g，木香 6g，白芍 12g，干姜 9g，小茴香 6g，陈皮 12g，麦芽 12g，建曲 12g，川芎 12g，甘草 6g。

【方解】方中附子温里散寒；大黄荡除积滞；枳实、厚朴、木香理气泻下益肠；干姜、小茴增强散寒之功；白芍养血和营；川芎理气活血导滞；陈皮、麦芽、建曲消食和胃畅中；甘草调和诸药。上药合用，共成温里散寒、益肠通便之剂。

【临证注意】不良的生活习惯不仅是引发习惯性便秘的重要因素，也不利于其治疗和康复。习惯性便秘患者应养成良好的生活习惯，合理安排工作和生活，少食辛辣、肥腻之品，养成定时排便的习惯，适当增加运动。

四、气虚失运型

【主症】虽有便意，临厕努挣乏力，难以排出，便后疲惫，汗出气短，平素面色苍白，神疲懒言，肢倦纳差，舌质淡胖或边有齿痕，苔薄白，脉弱。

【治法】益气健脾，润肠通便。

【方药】黄芪汤加减。

黄芪 30g，火麻仁 24g，陈皮 12g，党参 15g，白术 15g，当归 12g，建曲 12g，麦芽 12g，茯苓 12g，甘草 6g。

【方解】方中黄芪、党参、白术、茯苓补益脾肺之气；火麻仁、当归养血润肠通便；陈皮、麦芽、建曲消食和胃畅中；甘草调和诸药。上药配合，具有益气健脾、润肠通便之功效。

【临证注意】气虚失运型便秘多见于体质素弱、久病体虚者，其治疗重在补气扶正、健脾和胃，在此基础上适当佐以润肠通便之品，以使气充脾健胃和，推动有力，肠道的蠕动功能逐渐恢复，则大便自会顺畅不秘。

五、血虚肠燥型

【主症】大便干结，努挣难下，面色无华，心悸气短，头晕目眩，健忘失眠，口唇色淡，舌质淡，苔薄白，脉细无力。

【治法】养血润肠通便。

【方药】润肠丸加减。

当归15g，生地15g，火麻仁20g，桃仁12g，枳壳12g，生何首乌15g，建曲12g，麦芽12g，陈皮12g，白芍15g，肉苁蓉18g，黄芪15g，炙甘草6g。

【方解】方中黄芪、当归、白芍、生地、生何首乌益气养血，滋阴润肠通便；火麻仁、桃仁、肉苁蓉润肠通便；枳壳引气下行；陈皮、麦芽、建曲消食和胃畅中；炙甘草和中润肠，兼以调和诸药。上药配合，具有养血润肠、和中通便之功效。

【临证注意】血虚肠燥型便秘也多见于体质素弱、久病体虚者，其与气虚失运型便秘均属虚秘范畴，但同中有异，治法、用药大不一样，应注意区别。血虚肠燥型便秘重在滋养阴血，在此基础上适当佐以润肠通便之品。

六、脾肾阳虚型

【主症】大便干或不干，排出困难，小便清长，面色㿠白，四肢不温，腹中冷痛，得热则减，腰膝酸软，舌质淡，苔薄白，脉沉迟。

【治法】温阳通便。

【方药】济川煎加减。

肉苁蓉20g，怀牛膝15g，火麻仁20g，当归15g，肉桂6g，陈皮12g，菟丝子12g，鹿角胶12g，枳壳10g，党参15g，附子9g，麦芽12g，甘草6g。

【方解】方中肉苁蓉、怀牛膝温补肾阳，润肠通便；火麻仁、当归养血润肠；肉桂、附子、菟丝子、鹿角胶温阳散寒；枳壳引气下行；陈皮、麦芽消食和胃畅中；党参益气扶正，以助通便；甘草调和众药。上药合用，共成温阳散寒、润肠通便之剂，切中脾肾阳虚型便秘之发病机制。

【临证注意】饮食调养在习惯性便秘的治疗康复中占有重要地位，习惯性便秘患者要重视饮食调理，不要过于精细，要增加植物纤维性食物的摄入，少食辛辣、肥腻之品，戒除饮酒，保证有充足的水分摄入。

第三节 失治误治解析

一、失治误治原因分析

（一）审证不详辨证失误

就临床来看，习惯性便秘有诸多证型存在，且不同证型间还有很多相似之处，如果临证时审证不详，辨证不细致，很容易出现辨证失误。

（二）乱用泻热导滞通便

泻热导滞通便是治疗习惯性便秘的主要治法，但不是唯一方法，割裂泻热导滞通便与其他治法的关系，不加分析，乱用泻热导滞通便之法，很容易出现失误。

（三）治疗不知守法守方

习惯性便秘的治疗通常是见效较快而彻底治愈较慢，且容易反复，治疗不知守法守方，用药朝三暮四、今东明西，常常是临床疗效欠佳的重要原因。

（四）忽视配合自我调养

忽视配合自我调养，生活起居没规律，饮酒不断，嗜食辛热之品，没有定时排便的习惯，不仅直接影响习惯性便秘的治疗与康复，也容易使疾病再发。

二、治疗失当病案举例

病案 1 秦某，女，55 岁。

患者自述产后 6 年来常感腰酸背痛，胃脘部怕冷，喜热饮食，白带量多、质稀色白，月经周期提前、经量多，近 2 个月大便干燥、秘结，每 7~10 日一行。在医院屡服大黄等苦寒攻利之品治疗，药后则腹泻，停药则大便复结，腹胀不为泻解。

初诊：患者形体瘦弱，面色萎黄，舌质淡红，苔薄白，脉细数。辨为脾阳虚损，寒凝气滞，兼肾阳不足。治宜温中健脾，理气行滞，佐以补肾壮腰。方以理中汤加减。

二诊：服药7剂后，大便秘结好转，腹胀、腰背酸痛减轻。再守方去厚朴、枳实等出入。连投20余剂，排便通畅，日行1次，诸症悉除，病情平衡。

（高辉远挽治误用温、寒、下、补验案. 中医杂志，1993）

分析：此为便秘寒热辨误，冷秘误为热秘。本例患者病由产后，且胃脘部怕冷，喜热饮食，白带量多、质稀色白，舌质淡红，苔薄白，脉细。脉症合参，当属脾阳虚寒。前医只因见大便秘结，便误为热秘，屡投大黄等苦寒之剂下之，图一时孟浪之快，更伤脾胃之阳，故停药则大便复结，腹胀不为泻解，此阴阳辨误也。如若临证时仔细询问病史，四诊合参，详加辨证，则辨证失误自可避免。

病案2 王某，男，76岁。

初诊：患者自述已6天未排大便，现面色无华，神疲肢倦，言语气短无力，查舌质淡红，苔薄白，舌底系带瘀阻，脉沉滑。诊断为脾约证，投开郁润肠通便之剂。

二诊：翌日患者来诉："服药后无大便。"以为病重药轻，遂于原方中加芒硝20g，投药1剂。

三诊：3日后患者来述："服药后大便1次，粪便稀薄，腹痛难忍，四肢发凉，气短加重，一阵阵头眩欲仆地，近2日无大便。"患者面色晦暗，形体悴弱，气短懒言。详问细虑，始知便秘已3年之久，每三四天大便1次，重时用酚酞片方可缓解，患者大便并不过于干硬，时有便意，临厕无力排出，便后汗出，平素头晕，气怯声低，小便清长，喜热怕冷，查舌质嫩，苔薄白，舌底系带明显瘀阻，脉沉滑无力。此属下元衰弱，肾阳不足，脾肺气虚所致。药用阴寒之品，阳气潜下，清阳不升，浊阴上犯，虽便1次却是逆水行舟，强行荡涤而下，并招致诸症蜂拥而来，当属虚秘，应投壮阳滋肾益气之品。药用黄芪汤、济川煎加减。

次日患者高兴来告，药后大便已下，眩晕已减，呼吸较前顺畅，手足变暖，查舌质红，苔白，舌底系带瘀阻减轻。药已中病，遵上方继服3剂，服后汗敛便下，诸症悉除而病愈。嘱常服金匮肾气调养善后。

（便秘误治得失谈. 吉林中医药，1992）

分析：此为辨病、辨证失当，冷秘误诊为脾约证。此例患者初治时未能详细询问病史，辨证以偏概全，漏掉了面色晦暗、形体悴弱懒言、便秘已3年之久、便不干硬、时有便意但临厕无力排出、便后汗出等，而仅凭已6天未排大便、舌质淡红、苔薄白、舌底系带瘀阻、脉沉滑，诊断为脾约证，投开郁润肠通便之剂，结果造成了误诊、误治。如若临证时能仔细询问病史，四诊合参，全面分析，详加辨证，则此例患者冷秘之诊断不难确立，误诊、误治不难避免。

病案3 郭某，男，61岁，1976年10月23日就诊。

患者有慢性支气管炎、肺气肿病史，近1年来又兼便秘之证。始则每五六日才大便1次，每次均需努挣多时，甚或有赖开塞露导泻。

初诊：近日来即便使用开塞露，也得努挣至汗出方能解出，每日均需配用番泻叶泡水代茶，同时兼见头昏乏力，口干心烦，胸闷咳嗽，但无发热，小便黄，形体肥胖，面色灰暗，心律整齐，心音低钝，呼吸音清晰，两肺底可闻及捻发音，舌质暗红而干，舌苔薄黄欠津，脉浮大。辨证为肺中燥热移于大肠，治以养阴润肺，清热通便，方用清燥救肺汤合麻子仁丸化裁。

【处方】生石膏（打碎）15g，北沙参、麦冬、黑芝麻、火麻仁各12g，杏仁、冬桑叶、川厚朴、炒枳实、云茯苓、芒硝粉（包煎，后下）、生大黄（后下）各9g。

取3剂，每日1剂，水煎取汁，分2次服。

二诊：患者自述大便得解，状如羊粪，余症亦轻，效不更方，再予原方5剂，如前煎服。

三诊：患者大便又为5~6日1行，仍需努挣至汗出方能解出先硬后软之大便，且排而不尽，解时腹部绞痛，并兼有脱肛，查舌质暗红，苔薄白，脉细缓。结合其年龄、宿疾，当为脾肺气虚，传导无力。故治以培土生金，补气升提，方选补中益气汤加味。

【处方】炙黄芪30g，潞党参15g，广陈皮、光杏仁各9g，绿升麻、春柴胡各6g，全瓜蒌20g，生白术、全当归、火麻仁、怀牛膝各12g，炙甘草3g。取5剂，仍如前煎服。

四诊：患者药后大便二三日一行，可自解无痛苦。复予原方15剂，自此大便即转为正常。

（中医失误百例分析. 安徽科学技术出版社，1991）

分析：此为辨病、辨证失当，肺燥兼脾虚误诊为肺中燥热移于大肠。本

145

例患者之便秘貌似一派肺中燥热移于大肠之象，实则燥中夹有脾虚气亏，传化无力。《景岳全书·秘结》中强调："此证之当辨者惟二，则曰阴结、阳结而尽之矣。盖阳结者，邪有余，宜攻宜泻者也；阴结者，正不足，宜补宜滋者也。"首诊时既不考虑年龄、宿疾，也未正视努挣汗出、头昏乏力等表现，仅从肺中燥热移于大肠辨证，予方药治疗后，燥热虽去，脾气大伤，以致便秘又起，更见脱肛，可见正治中又夹有误治。如若临证时能四诊合参，全面分析病情，则脾虚气弱之征象不难发现，肺燥兼脾虚之证很快能够确立，误诊、误治自可避免。

三、避免失治误治方法

（一）辨病辨证相结合

在习惯性便秘的诊疗中，重视中西医结合，不过分拘泥于西医诊断和辅助检查而放弃中医固有的辨证论治，在中医辨证的同时参以西医辨病，做到辨病与辨证相结合，能发挥中西医结合之优势，避免诊断和治疗失误。

（二）四诊合参详辨证

临证做到望、闻、问、切四诊合参，抓住其主症，结合兼症，谨慎取舍，综合分析，注意其类证鉴别，详加辨证，以找出习惯性便秘的发病机制，确立正确的临床证型，制定适宜的治法和方药，可避免辨证、治法和方药上的失误。

（三）避免一法治多证

肠胃积热是习惯性便秘最常见的证型，泻热导滞通便是其主要治法，但不是唯一方法。根据中医辨证论治的原则，依不同证型谨慎选方、用药，避免不加分析地用泻热导滞通便一法去治多种证型，可防止治法、用药失误。

（四）注意调养防复发

自我调养在习惯性便秘的治疗康复中占有重要地位，不良的生活习惯容易使病情反复。习惯性便秘患者应养成良好的生活习惯，合理安排工作生活，少食辛辣、肥腻之品，定时排便，适当增加运动，以避免病情反复。

胃癌是原发于胃黏膜上皮细胞的恶性肿瘤，乃临床最常见的恶性肿瘤之一。男女均可罹患此病，男性多于女性，中老年多见。胃癌的病理变化依据其病变阶段而有所不同，随着病变侵犯黏膜层、黏膜下层、肌层等的不同而分为早期、中期和晚期。世界卫生组织近年来将胃癌分为：腺癌（乳头状腺癌、管状腺癌、黏液腺癌、混合型腺癌、肝样腺癌）、腺鳞癌、髓样癌、印戒细胞癌、鳞状细胞癌和未分化癌等。胃癌早、中期临床表现不明显，很难与胃部的一般慢性疾病相区别，后期则会出现上腹部不适、疼痛、食欲减退、恶心呕吐、黑便、进行性消瘦、发热等。确诊胃癌主要依靠胃镜及活体组织检查。

在中医古籍中虽无胃癌之称，但从临床症状来看，属于中医学"胃脘痛""反胃""积聚"等病证的范畴。中医认为，脾胃素弱，加之长期饮食不节、情志失调、劳倦内伤或感受外来邪毒等，致使脏腑功能紊乱，气血阻滞，痰热瘀毒胶结，形成胃部肿块，并表现出不同的临床征象。胃癌的治疗关键在于一个"早"字，如能及早诊断，在癌细胞扩散前尽早实施手术，配合化疗、免疫治疗以及中医药治疗，常可取得比较满意的效果，病至晚期，其治疗较为棘手，预后较差。

第十一章　胃癌

第一节　临床辨证

一、病因病机

中医认为胃癌的发生有其复杂性和多因性，主要是脾胃素弱，加之长期饮食不节、情志失调、劳倦内伤以及感受外来邪毒等，引起机体阴阳失调，脏腑气血功能紊乱，气滞、食积、痰瘀、热结等互为因果，停滞胶结，形成胃部肿块，并呈现出各不一样的临床表现。

纵观胃癌的演变，大致可分为3个阶段：初起多由情志不舒，肝气郁结，饮食失调，脾失健运，胃失和降，证见脾胃不和，中焦气滞，病尚轻浅；继之肝郁气滞加重，脉络受阻，血滞成瘀，痰浊结聚，渐至成积，癌瘤成形；若失于摄养调治，病情迁延日久，胃肠日损，热结伤阴，气滞血瘀加重，且化源匮竭，新血不生，恶血不去，癥积日甚，病情渐重。后期正气大伤，邪毒结聚，病由脾胃而累及于心、肺、肝、肾诸脏，导致脏腑功能衰败，癌毒肆虐，浸淫流窜，终成不治。就临床所见，以肝胃不和型、痰浊中阻型、痰瘀互结型、脾胃虚寒型、胃热伤阴型以及气血两虚型为多见，各证型间常有兼夹。

二、辨治思路

（一）手术切除是首选，中医中药来配合

胃癌是恶性肿瘤，手术切除是首选治疗手段，是早、中期胃癌取得治愈和远期生存的根本保证，化疗则是配合手术提高治愈率、远期生存率的主要手段。中医药临床常作为辅助治疗手段与手术、化疗等配合应用。中医治疗胃癌不仅可与外科手术治疗结合以提高远期生存率，还能与化学药物治疗结合以减毒增效。对中晚期胃癌未能手术或术后复发有远处转移的患者，或因种种原因而不能手术的患者，则以中医药综合治疗为主，以期减轻病痛、延长生命。中医治疗要以辨证论治为指导，从复杂多变的症状中探索出其中最主要的症候群，找出证型所在，结合疾病的特殊性，扶正与祛邪兼顾，恰当

选法用药，做到祛邪不伤正，扶正不留邪，"治症"与"治癌"并施。

（二）本虚标实是共性，扶正祛邪贯始终

胃癌多发于高龄体衰之人，此与正气亏虚有关。《医宗必读·积聚》中说："积之成也，正气不足，而后邪气居之。"脾胃素弱，正气不足，抗邪无力，复加七情、饮食、毒物等不良因素长期作用于机体，使脏腑功能失调，气血痰湿凝聚于胃，久之凝结成肿物，聚变成胃癌，胃癌形成之后，又嗜血耗气，使正气更虚，邪结更实。由上可以看出，在胃癌的病情演变过程中，正虚与邪实并存，正气亏虚为本，邪气聚结为标，正虚不但是胃癌的易患因素，也是胃癌迅速增长加重的因素。从胃癌的标本定位来讲，整体正虚为本，局部癌肿为标，正与邪的彼此起伏变化，反映着胃癌的动态变化特征。

胃癌具有本虚标实的共性，其治疗宜以扶正祛邪为原则，并根据病情的变化权衡扶正祛邪的轻重，或以祛邪为主，或以扶正为重，将扶正与祛邪贯穿于胃癌治疗的始终。一般而言，胃癌初起正虚不著者，以祛邪抗癌治标为主，扶正治本处于从属地位；后期癌肿明显，正气衰弱，正不抗邪，或手术切除后正虚未复者，宜以扶正培本为主，在此基础上祛邪抗癌。祛邪不忘扶正，扶正是为了更有效的祛邪，处理好扶正与祛邪的关系，恰当应用，并根据"有胃气则生，无胃气则死"之古训时时注意保护胃气，对治疗胃癌十分重要。

（三）三期病机有区别，治疗用药有侧重

胃癌有早、中、晚三期，三期的病机特点同中有异，其治疗用药宜根据三期各具特点的发病机制有所侧重。气机失调是胃癌最基本的病机改变，痰湿瘀毒凝聚成为有形之癌肿皆是以气机失调为先导，癌肿形成以后痰湿瘀毒与气滞相伴并存，所以治疗胃癌要注重调理气机，尤其是在胃癌早期阶段。当然，针对痰湿瘀毒以及正虚的病因病机，还应结合祛瘀化痰、散结抗癌和扶正治疗。对于已行根治术的胃癌患者，则宜补益脾胃，调畅气机，增强机体抗病能力，以防复发。

胃癌进展到中期，癌肿增大或转移，痰湿瘀毒凝结，邪结盘实，其治疗宜祛瘀软坚，散结抗癌，使癌肿软化缩小。由于癌肿影响胃的受纳，嗜血耗气，在重点散结抗癌的同时不可不扶正。散结抗癌当依据气血、痰湿、瘀毒之不同选用相应的祛邪药，扶正当依据气血、阴阳虚弱之所属配合相应的

补益药。对于手术后体质虚弱以及接受化疗后表现为乏力、恶心、呕吐、纳差、腹胀的患者，应用中药的目的是增强体质、提高疗效、减轻化疗的毒性和不良反应，此时调理后天之本脾胃相当重要。

胃癌晚期，癌毒扩散，痰热瘀毒盛极，脏腑衰败，虚实夹杂，此时患者已不能耐受放疗和化疗，而以中药治疗为主，期盼缓解病痛，延续生命。治疗应以健脾和胃、改善进食、扶正气、保胃气为主，在此基础上配合以散结抗癌之品，并根据病情的变化灵活变通，药选西洋参、黄芪、鳖甲、薏苡仁、陈皮、沙参、半夏、竹茹、砂仁、生地、茯苓、人参等，采用补而不壅、补运结合的方法，达到减轻患者痛苦、延长生存时间之目的，用药切勿过于温燥，以防耗阴动血，引发变证。

（四）辨证同时宜抗癌，术后扶正用中药

中医辨证论治着眼于整体调治，抗癌中药则着眼于局部抑制癌细胞的生长，在辨证的基础上根据病情的需要适当加入经现代研究证实具有抗癌作用的中药，有助于提高临床疗效，是当前中医治疗胃癌的基本思路和方法。在抗癌中药的选择上，应尽可能根据辨证结果并结合中药功效，如证属气滞者宜选具有行气作用的抗癌中药，如莪术、枸橘、佛手等；属血瘀者宜选用具有活血通络作用的抗癌中药，如全蝎、穿山甲、土鳖虫等；癌肿盘根坚实者宜选用具有软坚散结作用的抗癌中药，如海藻、鳖甲、黄药子、山慈菇等；癌毒或热毒明显者宜选用具有解毒作用的抗癌中药，如金果榄、龙葵、半枝莲等。

尽管中医药治疗胃癌具有独特的诊疗思路和用药经验，但其疗效毕竟有限，至今还只能作为辅助治疗手段，手术治疗仍是目前的首选方案。手术治疗后阴血亏损，元气大伤，扶正补虚中药有较好的疗效，应是首选。扶正补虚要注重调补脾胃，激发气血生化之源，以使元气渐复，正能抗邪。

（五）饮食调理很重要，营养均衡易消化

胃癌病变主在胃，患者消化功能减弱，且饮食减少致使营养不良，对疾病的康复不利，所以饮食调理对胃癌患者来说很重要，应做到营养均衡，且易于消化。要千方百计地使患者能够进食，尽可能做到少量多餐，饮食应新鲜、富含维生素，烹调要考究，提倡辨证选用药膳，建议常饮奶制品，常食香菇、山药、薏苡仁、枸杞子、桂圆、大枣、鱼类等，忌吸烟、饮酒，不食

辛辣刺激性食物，饮食勿过咸。

三、辨证要点

胃癌总以正气内虚为本，邪气凝结为标，正虚者有气、血、阴、阳之别，邪结者则有气、痰、瘀、湿、毒之异。其辨证当辨病之新久，察标本虚实，区分属寒属热。胃脘隐痛，喜温喜按，泛吐清水，肢冷神疲，便溏水肿者，属寒；胃脘灼热嘈杂，口干喜凉饮者，属热。

四、辨证论治的思维模式

（一）辨证思维程序

1. 首先详细了解患者的病情，结合相关的检查，进行鉴别诊断，以确立胃癌的诊断，明确中医之病名。在胃癌的诊断中，胃镜检查和活组织病理检查相当重要，是诊断的主要依据。通常情况下，寻求中医治疗的胃癌患者诊断已经明确，常是在手术、化疗的基础上应用中药，或是胃癌已扩散转移以及年龄大、体质差不宜进行手术、化疗者，选用中药治疗以求缓解病痛、尽可能延续生命。

2. 观察整体情况以了解邪正盛衰，辨明本虚及标实情况以找出其病理实质所在，在此基础上辨析其是属肝胃不和型、痰浊中阻型、痰瘀互结型、脾胃虚寒型，还是胃热伤阴型、气血两虚型，并注意其兼夹证、并见证等。

3. 根据辨证分型之结果，确立相应的治法、方药及用法等。

（二）示范病例

病案 周某，男，58岁，2001年11月8日就诊。

患者胃脘部疼痛、反酸反复发作20年。10年前经纤维胃镜检查诊断为胃溃疡，经常服西咪替丁、硫糖铝以缓解症状。3个月前因进行性消瘦、胃痛明显加重再行胃镜检查，结合活组织病理检查诊断为胃癌，行胃癌手术后，又化疗3个周期。近因胃脘部疼痛又作、朝食暮吐而要求服中药治疗。诊时患者形体消瘦，精神不振，胃脘部隐痛，喜温喜按，脘腹痞闷，朝食暮吐，泛吐清水，面色萎黄，纳差便溏，查舌质淡，苔薄白，脉细弱。

第一步：确立胃癌的诊断，明确中医之病名。

根据患者的临床表现，结合胃镜、活组织病理检查，以及已行手术，并进行化疗等，胃癌的诊断明确，此患者为胃癌术后。因患者现以胃脘部隐痛为主要表现，中医诊断为胃脘痛。

第二步：分清虚实，辨明证型。

患者病程已长，且进行了手术和化疗，数伤正气，现一派虚弱之象，属虚证。综合各方面的情况，根据患者形体消瘦，精神不振，胃脘部隐痛，喜温喜按，脘腹痞闷，朝食暮吐，泛吐清水，面色萎黄，纳差便溏，舌质淡，苔薄白，脉细弱，中医辨证当属脾胃虚寒型。

第三步：确立治法、方药及用法。

辨证属于脾胃虚寒型，治当温中散寒，健脾暖胃。方用理中汤合六君子汤加减。

【处方】党参 15g，白术 12g，陈皮 12g，木香 5g，干姜 5g，半夏 9g，高良姜 9g，白蔻仁 3g，吴茱萸 5g，麦芽 12g，茯苓 12g，白芍 12g，甘草 6g，大枣 6 枚。

【用法】每日 1 剂，水煎取汁，分早晚 2 次温服。

注意饮食调节，以富有营养、易于消化为原则，戒除吸烟、饮酒，不食辛辣刺激性食物。

第二节　证治方药

一、肝胃不和型

【主症】胃脘部胀满不适，时有疼痛，痛引两胁，嗳腐吞酸，呃逆呕吐，纳差脘痞，口苦心烦，舌质淡红，舌苔薄黄或薄白，脉弦。

【治法】疏肝和胃，降逆止痛。

【方药】柴胡疏肝散加减。

柴胡 10g，枳壳 10g，白芍 12g，砂仁 6g，佛手 10g，白术 12g，半夏 9g，旋覆花 10g，代赭石 15g，莪术 9g，半枝莲 18g，茯苓 12g，麦芽 15g，甘草 6g。

【方解】方中柴胡、白芍、枳壳、甘草取柴胡疏肝散之意，疏肝解郁，理气和胃止痛；旋覆花、代赭石降逆和胃止呃；佛手理气止痛，健胃止呕；

白术、茯苓、砂仁、麦芽健脾祛湿，理气和胃；半夏消痞散结，和胃降逆；莪术行气破血抗癌；半枝莲解毒抗癌；甘草兼能调和诸药。上药合用，共奏疏肝理气解郁、和胃降逆止痛之效，兼有散结抗癌之能，能调整肝胃气机，适宜于治疗肝胃不和型胃癌，有效改善自觉症状。

【临证注意】肝胃不和之患者经疏肝和胃治疗后，郁滞解除，脾胃虚弱之征象多逐渐显露，上升为主要矛盾，此时应注意及时调整治疗方案，增强健脾益气和胃之效能，以使脾胃功能强健，后天之本得养。

在药物的选择上，应注意理气不可伤阴，祛邪不忘抗癌，同时要注意调节情志，保持心情舒畅，以配合治疗。

二、痰浊中阻型

【主症】头晕身重，胃脘部痞满疼痛，口淡少食，腹胀便溏，泛吐黏痰，呕吐宿食，舌质淡红，舌苔白腻，脉弦滑。

【治法】涤痰化浊散结，理气和胃止痛。

【方药】海藻玉壶汤加减。

海藻 15g，昆布 15g，半夏 10g，青皮 6g，牡蛎 30g，枳实 10g，山楂 15g，浙贝母 10g，茯苓 12g，神曲 12g，胆南星 9g，白术 15g，砂仁 6g，甘草 6g，大枣 6 枚。

【方解】方中海藻、昆布、牡蛎涤痰散结，消积化癥；半夏、浙贝母、胆南星祛痰化浊；青皮、枳实理气止痛；山楂、茯苓、神曲、白术、砂仁健脾祛湿，理气和胃；甘草、大枣益气和中，调和众药。诸药合用，具有涤痰化浊散结、理气和胃止痛之功效。

【临证注意】痰浊中阻之患者多与脾胃虚弱共存，在应用涤痰化浊散结、理气和胃止痛之法治疗时，应注意适当配合以益气健脾化湿，以使脾胃强健，断绝生痰之源，有助于促进浊邪的消散祛除。由于理气化浊多用辛燥之品，有伤阴之患，用药时还应注意顾护阴津。

从现代医学来看，痰浊中阻型胃癌多合并有贲门或幽门梗阻，对梗阻明显、胃气不降者适当应用通下之品，能较快改善自觉症状。

三、痰瘀互结型

【主症】胃脘部刺痛拒按，痛有定处，或可扪及肿块，腹满不欲食，呕吐宿食或如赤豆汁，或见黑便如柏油状，舌质紫暗或有瘀点，舌苔薄白，脉细弦或沉涩。

【治法】活血化瘀，化痰软坚。

【方药】化瘀软坚汤加减。

当归 10g，白芍 12g，穿山甲 12g，薏苡仁 15g，胆南星 9g，鳖甲 10g，半夏 10g，半枝莲 15g，山慈菇 10g，莪术 9g，西洋参 9g，白术 15g，三七 3g，甘草 6g，大枣 6 枚。

【方解】方中半夏、胆南星化痰散结，降逆止呕；穿山甲、鳖甲滋阴益肾，软坚散结；当归、白芍滋阴养血；莪术、三七活血化瘀，通络止痛；薏苡仁、白术健脾利湿和胃；西洋参益气养阴，扶正御邪；山慈菇、半枝莲解毒抗癌；甘草、大枣益气和中，调和众药。上药合用，共成活血化瘀、化痰散结、解毒抗癌软坚之剂。

【临证注意】痰瘀互结型胃癌癌肿多已扩散转移，失去了手术的机会。此证痰瘀凝滞聚结于胃，治当以活血化瘀、化痰软坚为主，并随病情兼夹的不同适当配合其他治法。由于此类患者易于出现上消化道大出血，在应用活血化瘀之法时应谨慎选择破血药，以活血止血之品较为适宜。

胃癌病情复杂，变化多端，至今都没有满意的治疗方法，中西医结合疗法是治疗胃癌，提高临床疗效的重要途径。尽管中医尚无治愈胃癌的可靠方法，但若在手术治疗、化疗的基础上根据情况配合应用中医疗法，不仅可减少手术、化疗的副作用，还可缓解病情，提高生存率。

四、脾胃虚寒型

【主症】胃脘部隐痛，喜温喜按，朝食暮吐或暮食朝吐，宿谷不化，泛吐清水，面色萎黄，神疲乏力，大便溏薄，舌质淡，苔薄白，脉沉缓或细弱。

【治法】温中散寒，健脾暖胃。

【方药】理中汤合六君子汤加减。

党参 15g，白术 12g，干姜 5g，半夏 9g，高良姜 9g，陈皮 12g，木香 5g，白蔻仁 3g，吴茱萸 5g，麦芽 12g，山楂 12g，茯苓 12g，山慈菇 10g，白芍 12g，甘草 6g，大枣 6 枚。

【方解】方中党参、白术、干姜、甘草取理中汤之意，益气温中，理气运脾和胃；党参、白术、茯苓、半夏、陈皮、甘草取六君子汤之意，补中益气，健脾和胃；高良姜、吴茱萸、木香温中散寒，开郁下气，降逆止呕；白蔻仁健脾化湿；麦芽、山楂健脾和胃，以助消化；山慈菇解毒抗癌；白芍、甘草缓急止痛；大枣益气和中。诸药配合，具有温中补虚、散寒降逆、健脾暖胃、解毒抗癌之功效，切中脾胃虚寒型胃癌的发病机制。

【临证注意】脾胃虚寒者宜温中散寒，健脾暖胃，其中健脾益气和胃占有重要的地位，脾胃强健，饮食增加，机体的抗病能力逐渐增加，才能邪祛正安，党参、白术、茯苓、砂仁、陈皮、建曲等药应根据情况应用。脾胃虚寒日久，伤及肾阳，则为脾肾阳虚，扶正当脾肾同温。

寒者宜温，在药物治疗的同时，还应注意腹部防寒保暖，不食生冷之品，宜食补益性温之食物，以配合治疗。

五、胃热伤阴型

【主症】形体消瘦，胃脘部灼热疼痛，食后痛剧，嘈杂不适，饥不欲食，心烦口渴，便秘尿黄，舌质红，苔薄少，脉细数。

【治法】养阴清热，和胃解毒。

【方药】麦门冬汤合玉女煎加减。

麦冬 15g，生地 15g，半夏 10g，玉竹 10g，沙参 18g，太子参 18g，黄连 9g，栀子 12g，茯苓 12g，当归 12g，白芍 15g，山慈菇 10g，穿山甲 12g，甘草 6g。

【方解】方中麦冬、生地、玉竹、沙参养阴益胃；当归、白芍滋养阴血；半夏化痰散结；黄连、栀子清热利湿解毒；太子参补益中气；茯苓健脾化湿；山慈菇解毒抗癌；穿山甲软坚散结；甘草调和诸药。上药合用，具有养阴清热、解毒抗癌、健脾和胃之功效。

【临证注意】胃热伤阴在胃癌中相当常见，养阴清热、和胃解毒是其常用治法，在治疗中应注意养阴不碍胃，解毒不伤正，用药不可过于滋腻以免影响脾胃之运化功能，也应防过于燥烈重耗阴液。忌食辛辣、肥腻、性温热之食物，多食清淡、易消化之食物，保持心情舒畅，有利于此类患者自觉症状的改善。

中医治疗胃癌的方法较多，但就临床来看，以根据病情辨证应用中药汤剂较常用，在进行辨证施治时，可根据情况酌情加用经现代研究证实具有抗癌作用的中药，如藤梨根、肿节风、石见穿、半枝莲、龙葵等，以提高临床疗效。同时要善于守法守方，切勿朝用夕改，要缓图以功，切不可操之过急。

六、气血两虚型

【主症】脘腹隐痛或胀痛，面色苍白无华，身困乏力，心悸气短，头晕目眩，虚烦不寐，饮食不下，呕吐频作，形体羸瘦，上腹包块明显，舌质淡胖，舌苔薄白，脉沉细或细数。

【治法】补气养血，健脾和胃。

【方药】八珍汤加减。

党参 15g，黄芪 15g，茯苓 12g，白术 12g，当归 10g，半夏 10g，陈皮 12g，白芍 15g，砂仁 6g，枳实 9g，阿胶 12g，何首乌 15g，山慈菇 10g，薏苡仁 12g，麦芽 12g，甘草 6g。

【方解】方中党参、黄芪补益脾胃元气；何首乌补肝肾，益精血；当归、白芍滋阴补血；白术、茯苓、陈皮、半夏、砂仁、薏苡仁、麦芽健脾燥湿，理气化痰，和胃降逆，促进消化；山慈菇解毒抗癌；阿胶滋补阴血；枳实理气畅中；甘草调和众药。诸药合用，能补元气，滋阴血，养精血，健脾胃，畅中气，化痰浊，助消化，抗癌肿，对胃癌出现气血两虚症状者较为适宜。

【临证注意】气血两虚型多见于胃癌晚期患者。胃癌晚期由于癌肿大损元气，嗜耗精血，贫血、恶病质相继出现，疾病时时有衰脱之危，此时治疗不应将癌肿的消除作为主要目标，而应以扶助正气为重点，希冀正旺以抗邪御邪，延长寿命。

气血两虚型胃癌由于正气大亏，脏腑功能衰弱，应用补剂宜缓而图之，剂量不宜过大，以免出现"虚不受补"而适得其反。纳食进谷，气血生化有源，在正气的恢复中具有积极意义，胃癌后期能否正常进食是衡量疾病进退的主要标志，因此，治疗中处处照顾脾胃的纳运功能十分重要，在补虚扶正时一定要注意加用健脾运中、开胃进食之品，甚至可以将此作为调治的重点。

第三节 失治误治解析

一、失治误治原因分析

（一）缺少现代仪器检查

胃癌缺乏特异性症状和体征，不仅临床表现与消化性溃疡、慢性胃炎等疾病有诸多相似之处，而且胃镜检查有时也难以区分，临床中应重视相似疾病的鉴别诊断，将胃镜、活组织病理等检查结合起来使用，以明确胃癌诊断。若缺少胃镜、活组织病理等现代仪器检查，妄下结论，极易出现误诊。

（二）以偏概全，辨证失误

胃癌有肝胃不和型、痰浊中阻型、痰瘀互结型、脾胃虚寒型、胃热伤阴型、气血两虚型等证型，各证型间还常有兼夹。临证时若四诊不详，以偏概全，一见胃脘部隐痛、喜温喜按就考虑脾胃虚寒，一有胃脘部灼热疼痛就只考虑胃热伤阴，或只注意临床常见的证型而忽视其兼夹，常常致使辨证失误。

（三）泥于经验，不加辨证

胃癌以胃脘痛为突出表现，胃脘痛之治，前人论述颇详，留下大量有益的经验和方药，经正确施治疼痛一般容易改善、缓解，但胃癌为癥积类疾病，病情重笃，要想根治十分困难。如若泥于治疗胃脘痛的经验，不加辨证、不加区别地治疗胃癌，必定是症状可改善、癌肿难消除，甚至癌肿逐渐增大，丧失最佳治疗时机。

（四）见病套药，盲目抗癌

手术切除是治疗胃癌的首选方法，应用抗癌药以杀灭癌细胞则是治本之策，但至今还没有哪种药物能彻底杀灭癌细胞。辨证论治是中医的特色和优势，在辨证用药时根据病情的需要适当加入具有抗癌作用的中药，有助于提高临床疗效，其前提是辨证、对症。如若忽视中医辨证论治之特色，见病套药，盲目抗癌，甚至用所谓具有抗癌作用的中药堆积治疗，极易出现误诊、误治。

（五）过于自信，自以为是

胃癌是难以根治的疾病，中医药只能作为辅助治疗手段，与手术和化疗配合应用，或用于治疗胃癌晚期体质较差不能耐受手术和化疗以求缓解病痛、尽量延续生命者。有个别医生过于自信，自以为是，或出于其他目的，盲目夸大中医药的疗效，不切实际地把中医治疗胃癌说得如何如何好，不注意与手术、化疗等其他治疗方法配合，由此引发的治疗失误和医疗纠纷时有发生。

二、治疗失当病案举例

病案 1 钟某，男，61 岁，1989 年 2 月 21 日就诊。

自述患"贲门腺癌"行根治术已 3 年余，术后曾进行 3 个疗程的正规化疗，每半年作胃镜及活组织病理检查均未见复发。今日凌晨突感左胸部阵阵剧烈刺痛而难以缓解，遂到医院诊治。

初诊： 刻下自疑胃癌复发，除胸痛之外，尚兼胸闷气短，动则喘息，时欲叹息，口干口苦，纳食不香，查其形体消瘦，面色萎黄，腹部柔软，胸骨下端及上腹部有压痛，舌质淡白，苔薄白而微腻，脉弦细。心电图检查提示房室传导阻滞。辨为胸阳闭阻，气滞血瘀，以通阳宽胸、理气活血为治法，方宗瓜蒌薤白半夏汤化裁，并嘱必要时含服速效救心丸 10 粒。

二诊： 2 天后再诊，胸闷气短好转，然胸痛、口干有增无减，舌苔转微黄，脉微数。经仔细询问，知其时欲嗳气、反酸，1 年前上消化道钡餐透视检查提示胃有所上移。据此改断其证为肝胃不和，瘀血阻络，治以疏肝泄火，和胃祛瘀。

【处方】 川黄连 6g，吴茱萸 4g，象贝母 10g，青皮 10g，陈皮 10g，佛手柑 10g，苏梗 10g，延胡索 10g，川厚朴 10g，莱菔子 10g，当归尾 15g，紫丹参 15g，煅瓦楞 15g（先煎）。

取 3 剂，每日 1 剂，水煎取汁，分早晚 2 次服。

三诊： 再诊时嗳气已除，胸痛、反酸明显减轻，饮食增加，其他症状也有所减轻。守方再服 10 剂，病情明显好转并稳定。之后以上方出入改制成膏剂调理善后。

（中医失误百例分析. 安徽科学技术出版社，1991）

分析：此为盲目套用西医诊断，胃脘痛误诊为胸痹心痛。本例患者痛在胸骨下段及上腹部，貌似胸痛，实为胃脘痛，系因贲门癌而行根治术以致胃腑上移使然。初诊时未能详细询问病史，忽视了肝胃不和的种种表现，只从年龄、主诉以及所作心电图检查而误断为胸痹之证，妄施通阳活血之剂，药不对证，何能效乎？临证时若能四诊合参，注意类似病证的鉴别，详加辨证，则误诊、误治自可避免。

病案2 唐某，男，68岁，1999年3月18日就诊。

自述胃脘疼痛近10年，患胃癌行根治术已5年，术后曾进行数个周期的正规化疗，多次进行胃镜及活组织病理检查（最后1次在20天前），均未见复发，1周前因食辛辣之食物出现胃脘部疼痛。

初诊：现脘腹灼痛，入夜加重，午夜后渐减，灼痛拒按，口干不欲饮水，腹胀嗳气，小便清利，大便调，查舌质淡红，苔薄少，脉细弦。辨为胃阴虚之胃脘痛，治以养胃阴、清虚热，拟沙参麦冬汤加减治疗。

二诊：调治半月，胃脘痛依然。细思之，此患者胃脘疼痛已多年，行胃癌根治术也已数年，按之痛不减，乃久痛入络，舌苔薄少但观之舌底络脉曲折迂回，色瘀暗，小便清利，阴虚证难以尽释，非瘀血莫属。遂改活血化瘀、养阴清热之剂，以血府逐瘀汤加减。

1周后脘腹灼痛锐减，余症好转，依上方加减继续调治半月，胃脘灼痛消失。

（35种内科病中医辨治方法与误治分析. 人民卫生出版社，2008）

分析：此为辨证失当，瘀血胃脘痛误诊为阴虚。瘀血引起的胃脘痛在临床中十分常见，因瘀血胃脘痛的症状与阴虚所致的胃脘痛症状有某些相似之处，如二者均可出现口干、舌苔薄少、脉细等，所以常易造成误诊。临证时若能详细收集四诊之资料，掌握辨证要点，注意症状的鉴别，可极大避免误诊、误治的发生。

病案3 谷某，男，59岁，2002年7月12日就诊。

患者胃脘疼痛反复发作10余年，4年前经胃镜检查诊断为胃癌，随行胃癌根治术，术后曾进行6个周期的正规化疗，于3年前、2年前、1年前以及1个月前多次进行胃镜及活组织病理检查，均未见复发。5天来不明原因胃脘部疼痛再次出现，且伴有频繁呕吐等。

初诊：患者胃脘部疼痛不适，反酸，恶心，朝食暮吐，大便溏薄，小便少，舌质淡胖，边有齿印，苔薄白，脉细弦，重取无力。此乃中气虚弱，清阳不升。取吴茱萸汤加白芍、柴胡、砂仁、半夏、甘草治之。

二诊：服药1周，效不显。考虑方中仅凭半夏、砂仁降逆之力不足，再兼久病入络，疑有瘀血，原方加沉香、代赭石、丹参再服。不但无效，反而出现头晕目眩。之后用补中益气汤加消食健胃之品，调治半月，诸症状悉除。

（35种内科病中医辨治方法与误治分析. 人民卫生出版社，2008）

分析：此为治法、用药失当，中气虚弱，清阳不升，反用降逆之误。中气虚弱，清阳不升的胃脘痛，治宜升清降浊，以补益中气，升发阳气最为关键。一见其呕吐便重用降逆之品，为审证不切，用药不当，故而难取疗效。如若临证时灵活变通，详审病机，恰当选用治法、方药，则失误自可避免。

三、避免失治误治方法

（一）合理运用各种检查

胃癌的临床表现复杂多样，缺乏特异性。掌握胃癌的诊断要领，重视鉴别诊断，尤其注意胃癌与消化性溃疡、慢性萎缩性胃炎、食管癌等的鉴别诊断，合理选用胃镜、活体组织、上消化道钡餐等检查，能提高胃癌的诊断准确率，避免出现诊断失误。

（二）中西医结合选治法

胃癌是恶性肿瘤，至今都无理想的治疗方法，中西医结合是当前治疗胃癌的一般思路。手术切除是首选治疗手段，根据病情的需要在合理选用手术、化疗的基础上结合中医药进行治疗，是提高临床疗效的重要途径。

（三）注意鉴别，辨证求精

胃癌的临床证型较多，各证型间还常有兼夹，只有注意类证鉴别，抓着主症，结合兼症，做到审证入微，辨证求精，分清其标本缓急，辨明胃癌标实与本虚的实质所在，找出其主要发病机制，才能避免辨证上的失误，确立正确的治法和方药。

（四）做到治症抗癌结合

标本兼顾，根据中医辨证论治的原则，找出胃癌患者的发病机制以治其本，同时针对胃脘部疼痛、腹胀、纳差、乏力诸症状以改善之，根据病情适当配合经现代研究证实具有抗癌作用的中药，并随病情的变化及时调整用药，可避免治疗用药的偏差和失误。

（五）坚持服药，缓解病痛

胃癌属难治之病，单纯采用中医药的方法不能根治胃癌。癌肿的存在引发诸多症状和不适，中医药治疗应以扶正祛邪为原则，以缓解病痛、提高生存质量、延长生存时间为目的，与其他治疗方法配合，长期坚持服药，希冀最大限度地缓解病痛。